SUPER IMUNIDADE

DR. JOEL FUHRMAN

SUPER IMUNIDADE

O guia essencial para uma vida mais nutritiva e saudável

Tradução
Carolina Caires Coelho

HarperCollins
Rio de Janeiro, 2023

Título original: *Super Immunity*

COORDENAÇÃO EDITORIAL
Obá Editorial

EDIÇÃO
Naiara Raggiotti

EDITORA-ASSISTENTE
Simone Oliveira

PREPARAÇÃO DE TEXTO
Paola Morsello

REVISÃO
Alícia Toffani
Luiza Thebas

DIAGRAMAÇÃO
Simone Fernandes
Thaís Rupeika
Winnie Affonso

CIP-Brasil. Catalogação na publicação
Sindicato Nacional dos Editores de Livros, RJ

F97s Fuhrman, Joel
Superimunidade: O guia essencial para uma vida mais nutritiva e saudável / Joel Fuhrman; [tradução Carolina Caires Coelho]. – [1. ed.] – Rio de Janeiro: Agir, 2014.

Tradução de: Super immunity
Inclui bibliografia
ISBN 9788595082878

1. Nutrição. 2. Hábitos alimentares. 3. Saúde – Aspectos nutricionais. I. Título.

CDD: 613.2
13-06175 CDU: 613.2

HarperCollins Brasil é uma marca licenciada à Casa dos Livros Editora LTDA.

Rua da Quitanda, 86, sala 218 — Centro
Rio de Janeiro, RJ — CEP 20091-005
Tel.: (21) 3175-1030
www.harpercollins.com.br

Dedicado a Lisa, minha esposa, cujo incentivo e cujo amor permitiram a realização dos meus sonhos.

SUMÁRIO

Introdução: O que é a superimunidade? 11

1 Os alimentos são sinônimo de saúde 21

2 O fracasso da medicina moderna 47

3 Superalimentos para a superimunidade 67

4 Resfriados e gripes — o que é preciso saber 95

5 Carboidratos, gorduras e proteínas saudáveis 117

6 Faça a escolha certa 141

7 Cardápios e receitas 179

Agradecimentos 243

Glossário 247

INTRODUÇÃO

O QUE É A SUPERIMUNIDADE?

Acabo de me dar conta de que, dois anos e meio atrás, eu empreendi uma maravilhosa viagem em busca de recuperar minha saúde, e não apenas perdi 45 quilos: desde então, não contraí nenhuma doença, resfriado ou gripe. Considerando que sofri de bronquite durante mais de trinta anos seguidos e, todo inverno, tossia como louca por seis semanas, essa liberdade é realmente incrível — significa mais do que apenas evitar a obesidade, o câncer, o diabetes tipo 2 e os problemas cardíacos.

Emily Boller

A superimunidade pode ser definida como o sistema imunológico trabalhando a todo vapor. A ciência moderna avançou a tal ponto que temos evidências de que a matéria-prima e os fatores nutricionais podem dobrar ou triplicar o poder de proteção do sistema imunológico. Se você aprender a fornecer a todos os receptores de células seu nutriente-chave e souber satisfazer as necessidades das células, as defesas do corpo ganharão qualidades de super-herói — e você raramente adoecerá de novo. E o mais importante: essa mudança da imunidade comum para a superimunidade pode salvar a sua vida.

A verdade é que a superimunidade se faz necessária mais do que nunca. Nos Estados Unidos, os adultos costumam ficar resfriados de duas a quatro vezes por ano, e as crianças, de seis a dez vezes. Todos esses resfriados custam aos cofres americanos cerca de quarenta bilhões de dólares em gastos diretos e indiretos.

Acima de tudo, adoecer não é divertido. A gripe, por exemplo, pode se tornar uma doença prolongada e grave. Com os alertas das

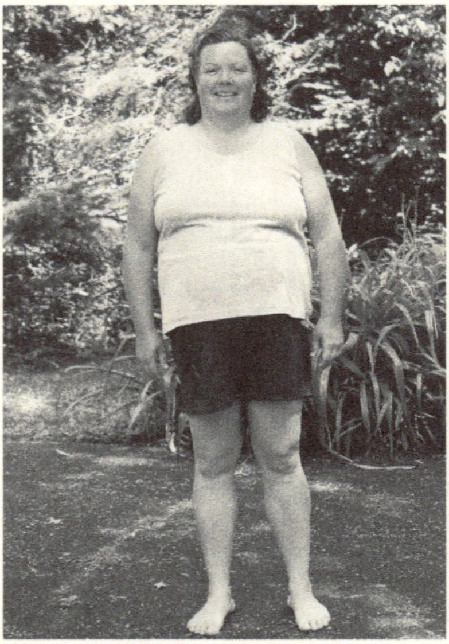

Emily Boller, julho de 2008.

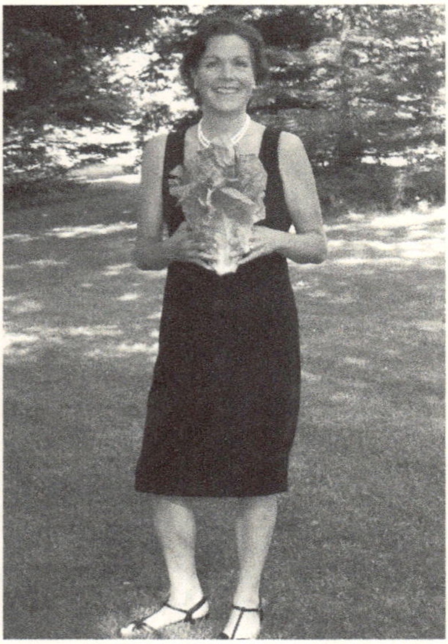

Junho de 2009.

autoridades de saúde a respeito da possibilidade de epidemias de gripe e a incidência de doenças virais, é essencial que mantenhamos nosso sistema imunológico forte e saibamos as medidas a tomar para nos proteger e às nossas famílias. Em alguém com o sistema imunológico fraco, uma infecção leve pode durar semanas; pior ainda, pode levar a graves consequências, como problemas cardíacos e distúrbios nervosos, ou se tornar uma infecção bacteriana de difícil tratamento, como uma pneumonia, capaz de colocar a vida em risco.

Nosso sistema imunológico também nos protege do câncer. Os mesmos glóbulos brancos e outros componentes do sistema imunológico utilizados no combate a infecções também são usados para reconhecer as células do corpo humano defeituosas e removê-las antes que formem um tumor ou um câncer.

O sistema imunológico é como um anjo da guarda que nos protege dos riscos ao redor. Com a superimunidade, você pode ter uma vida mais saudável e feliz, com mais conforto e produtividade.

A superimunidade também pode ajudar na longevidade, porque cria um campo de proteção ao redor do corpo, reduzindo radicalmente o risco de infecções menos graves e inconvenientes, além de infecções mais graves e até certos tipos de câncer.

Atualmente estamos, mais do que nunca, expostos a infecções cada vez mais perigosas de todas as partes do mundo. Com frequência, embarcamos em aviões lotados de viajantes do mundo todo que entraram em contato com micróbios exóticos e recém-criados, e vamos a escolas e hospitais nos quais circulam bactérias que desenvolveram resistência a antibióticos. Os cientistas sugerem que as mudanças ambientais, sociais e nutricionais têm ajudado a causar uma explosão de infecções sem precedentes: mais de 35 novas doenças infecciosas surgiram no mundo nos últimos trinta anos. O índice de mortes nos Estados Unidos causadas por doenças infecciosas dobrou desde 1980; anualmente, ocorrem 170 mil óbitos. Com dois bilhões de pessoas viajando de avião todos os anos, o risco de doenças virais graves deve aumentar ainda mais no futuro.[1]

Hoje em dia, quando uma doença surge, costuma se globalizar rapidamente por meio do turismo e do comércio. Acredita-se, por exemplo, que o vírus do Nilo tenha saído de seu local de origem, no Oriente Médio, e chegado a Nova York por meio de uma ave infectada transportada em um navio ou avião. Seis semanas depois de a SARS (síndrome respiratória aguda severa) surgir, em novembro de 2002, ela já havia se espalhado pelo mundo todo, levada por viajantes que desconheciam a sua existência. De acordo com a Organização Mundial da Saúde (OMS), oito mil pessoas foram infectadas por essa grave doença viral, e cerca de oitocentas acabaram morrendo durante o surto.[2] Esta, certamente, não será a última doença viral a passar de uma região do mundo a outra, espalhando-se rapidamente por áreas altamente populosas, mas ela estabeleceu um recorde pela velocidade de transmissão de continente a continente.

Além do maior risco de infecções perigosas que circulam pelo mundo, temos mais uma epidemia moderna afetando um grande segmento da população: o câncer. A probabilidade de um homem receber o diagnóstico de um câncer invasivo ao longo da vida é de 44%; para as mulheres, é de 37%. No entanto, como o diagnóstico de câncer de mama costuma ocorrer mais cedo em comparação a outros tipos graves de câncer, as mulheres têm maior probabilidade de serem diagnosticadas com câncer antes dos sessenta anos. Atualmente, uma em cada quatro mortes nos Estados Unidos é causada pelo câncer. A tendência estatística para as mulheres assusta: o câncer de mama, quase desconhecido há cem anos, atualmente afeta uma em cada oito mulheres ao longo da vida, e esse número tende a aumentar nas próximas décadas.

Juntos, podemos mudar essas tendências. A pesquisa no campo da medicina nutricional tem nos mostrado que existe uma maneira simples de manter a saúde e combater doenças em todas as suas formas.

Acredito que a pesquisa e a informação nutricional destas páginas são essenciais e precisam ser difundidas. A dieta moderna está causando uma redução trágica na competência imunológica. Devido ao aumento no consumo de alimentos processados, alimentos "falsos", conservantes e todos os elementos causadores de câncer contidos neles, nosso ambiente alimentar atual está comprometendo nossa saúde. Devemos intervir nesse processo com pesquisas relevantes da ciência da nutrição e capacitar as pessoas a se protegerem para não termos de assistir diariamente à deterioração contínua de nossa saúde, *antes* que uma epidemia grave e mortal apareça; e *antes* que testemunhemos uma segunda grande onda de casos de câncer.

A superimunidade está ao nosso alcance. Antes de explicarmos *como*, é importante que você aprenda a respeito da competência do sistema imunológico e do que ele pode fazer por você e sua saúde.

Mais acesso à saúde *não* é a resposta

Vivemos uma época de rápidos avanços na ciência, e grande parte desse novo conhecimento pode ser aplicado para nos ajudar a viver melhor, por mais tempo e com mais alegria. Mas é preciso fazer um alerta: mais acesso a serviços de saúde, a vacinas e a médicos não gera a superimunidade. Na verdade, os cuidados médicos são parte do problema, não da solução.

Quando a maioria de nós pensa em medicina preventiva e em cuidados adequados à saúde, pensamos em tomar vacinas, remédios ou fazer exames diagnósticos. Esses produtos e serviços têm sido oferecidos há cinquenta anos, e passamos a acreditar que, quanto mais assistência médica tivermos, melhor manteremos nossa saúde e mais tempo viveremos. Essa é uma ideia equivocada.

Na verdade, a Kaiser Health Foundation, que estudou essa questão a fundo, verificou que um terço dos custos com saúde está relacionado a serviços que não contribuem para manter a saúde nem a qualidade dos cuidados — e que podem até piorar as coisas![3] Muitas pessoas estão adoecendo cada vez mais. A *falta* de cuidados médicos não é o problema, e mais assistência à saúde certamente não é a resposta.

Os novos pacientes a que atendo diariamente em meu consultório são ótimos exemplos disso. As pessoas pegam um resfriado ou uma gripe que dura semanas, e então, uma tosse que dura meses. Normalmente, percebemos que os pacientes têm dores na face causadas por uma sinusite que dura meses, resultado de um simples resfriado.

A maioria das doenças simples se transforma em doenças graves que exigem o uso de cada vez mais remédios. A medicação pode ajudar no começo, mas, após um certo tempo, deixa de fazer efeito, e o problema inicial reaparece, em geral pior do que antes. Essas complicações são decorrência da imunidade natural prejudicada, que resulta de uma combinação de alimentação inadequada e remédios que diminuem a capacidade que o corpo tem de se proteger.

Laura Kaminski é um excelente exemplo de como a alimentação adequada pode reparar o sistema imunológico, deixando-o mais resistente. Laura, que já foi minha paciente, me escreveu a respeito de sua experiência:

> *Eu era alérgica a pólen, árvores, grama e gatos, e sofria de congestão das vias respiratórias. Depois de tomar anti-histamínicos e de precisar de antibióticos por diversas vezes, passei a ter infecções frequentes do trato urinário e sinusite. Além disso, experimentava uma dieta atrás da outra na tentativa de emagrecer; tinha vontade de comer e me sentia culpada pelos meus hábitos alimentares. Vivia em uma montanha-russa de doenças e remédios — e ainda tinha trinta e poucos anos.*
>
> *Finalmente, li seu livro, e tudo começou a fazer sentido. Percebi que meu sistema imunológico estava fraco. Perdi os sete quilos que estava tentando perder havia anos e, semanas depois, já me sentia mais atenta, e o estômago tinha parado de me incomodar. A parte mais interessante veio seis meses depois, quando notei que não sofria mais de alergias. Enfim consegui respirar livremente de novo e as alergias, a sinusite e as infecções urinárias frequentes simplesmente desapareceram. Não preciso mais de remédios. Descobri o que realmente funciona para me manter perfeitamente saudável, e isso me basta.*

O que Laura experimentou está disponível a todos nós. A nova ciência sobre a qual você aprenderá nas próximas páginas é valiosa demais para permanecer escondida nos porões das bibliotecas das faculdades de medicina. Todo mundo precisa saber que pode transformar a própria vida.

O que a maioria de nós ainda precisa descobrir é que a baixa imunidade, comum a quem segue a típica dieta norte-americana, nos deixa mais expostos. O sistema imunológico fraco nos deixa vulneráveis à gripe e a outras doenças. Além disso, existem evidências que indicam que o uso excessivo de antibióticos e de outros remédios pode contribuir para o desenvolvimento do câncer.

Um estudo publicado no *Journal of the American Medical Association* (Jama) mostra que o uso de antibióticos está associado a maior risco de câncer de mama. Os autores do National Cancer Institute (um braço do National Institutes of Health, em Bethesda, Maryland), da University of Washington, em Seattle, e do Fred Hutchinson Cancer Center, também em Seattle, concluíram que, quanto mais antibióticos as mulheres do estudo usavam, maior era o risco de sofrerem de câncer de mama.[4]

Os autores do estudo do Jama descobriram que as mulheres que tinham consumido mais do que 25 frascos de antibiótico em um período médio de 17 anos tinham mais do que o dobro de risco de serem acometidas por um câncer de mama em comparação com as mulheres que não haviam utilizado esse tipo de medicação. No entanto, mesmo as mulheres que haviam consumido antibióticos entre uma e 25 vezes durante o mesmo período tinham cerca de 1,5 vez mais probabilidade de sofrer de câncer de mama do que as mulheres que não haviam tomado antibiótico. Os autores descobriram um risco maior em todos os tipos de antibióticos que estudaram.

Eu me lembro da primeira palestra de farmacologia que vi na faculdade de medicina, quando o professor enfatizou: “Não tenham dúvidas: todos os remédios são tóxicos e podem até acelerar a morte de uma pessoa. Eles devem ser utilizados após uma análise cuidadosa a respeito da relação custo-benefício, porque todos oferecem riscos graves e consideráveis.” Somando a dieta pobre em nutrientes e os ataques ao sistema imunológico, que levam a doenças frequentes, com o uso normal ou exagerado de remédios, incluindo antibióticos, vacinas e drogas imunossupressoras para doenças autoimunes, temos uma boa explicação para o aumento nos índices de câncer nos últimos setenta anos. Mas podemos mudar esse rumo.

Essa mistura perversa de carências nutricionais aliadas ao uso exagerado e à dependência de medicamentos destrói nossa saúde conforme vamos envelhecendo. Se você, como Laura, está sempre doente, e depende muito de remédios apenas para se sentir "normal", precisa ter cuidado. As infecções frequentes são como um alarme da imunidade de seu corpo. Estar saudável não depende apenas de como você se sente no momento, mas da resistência de seu sistema imunológico a micróbios, o que também reflete na sua resistência ao câncer. É um assunto sério e desconfortável de discutir, mas importante demais para não ser abordado.

As infecções frequentes de Laura e sua dependência de remédios acionaram o alarme e chamaram sua atenção. No fundo, ela sabia que tinha que mudar. Hoje, com a saúde em dia, Laura está mais protegida do que imagina. Ela estava seguindo na direção de uma tragédia, mas evitou esse caminho.

Proteja-se com a superimunidade

Aprendemos que os vírus passam de uma pessoa a outra por meio do contato mão-rosto, mas são inevitáveis. Se isso é verdade, por que algumas pessoas adoecem mais do que outras? O que torna algumas pessoas mais suscetíveis? Quando alguém em casa ou no trabalho adoece, estamos condenados a adoecer também?

E se a ciência se desenvolvesse a ponto de tornar as pessoas totalmente resistentes a resfriados, gripes e outras infecções? E se, ao contrair algo, fosse possível voltar a se sentir bem em 24 horas? E se conseguíssemos evitar as complicações causadas pela exposição a bactérias e torná-las apenas leves perturbações que nunca se transformariam em infecções mais perigosas? E se fosse possível desenvolver superimunidade a infecções? Você não a desejaria?

E se descobríssemos como aumentar as defesas imunológicas com uma alimentação adequada para desenvolver a superimunidade — defesas tão fortes que mais de 80% dos tipos de câncer não ocorreriam? E se essas mesmas atitudes positivas possibilitassem um envelhecimento mais lento, o prolongamento do vigor da juventude e uma excelente saúde na terceira idade?

O fato é que a ciência da nutrição tem feito grandes esforços e descobertas nos últimos anos, e se você aplicar essa nova ciência a suas escolhas alimentares, poderá controlar o destino de sua saúde. Neste momento da história da ciência da nutrição, existem indícios de que o sistema imunológico humano pode ser fortalecido para proteger o corpo contra doenças. Meu papel é ajudar você a compreender essa nova ciência e colocá-la em ação na sua cozinha e na sua vida.

Os alimentos nos dão a energia e a força para crescer em forma de calorias, mas não conhecemos totalmente os micronutrientes não calóricos dos alimentos, inclusive aqueles que não são nem vitaminas nem minerais, mas fitoquímicos — elementos que fortalecem e mantêm a função imunológica normal. Este livro ensina como esses elementos essenciais podem normalizar e fortalecer a função imunológica. Ao combinar alimentos ricos em poderosos fitoquímicos e outros nutrientes que fortalecem a imunidade, é possível evitar a maioria das doenças modernas comuns. Ao maximizar a função e o potencial de proteção do sistema imunológico humano, podemos alcançar a superimunidade.

A superimunidade contribui para a prevenção de tudo, desde resfriados e gripe até câncer. Não estamos falando apenas de passar imune à época de gripes, mas, sim, de viver com saúde *pelo resto da vida*. Não estamos falando apenas de uma solução rápida, mas de uma mudança completa na forma como entendemos a saúde e o bem-estar.

A vida tem riscos, e é claro que uma nutrição adequada não pode impedir todas as doenças microbianas e todos os tipos de câncer. Mesmo assim, com os avanços da medicina moderna, da ciência da nutrição e da microbiologia, não há motivo para que as doenças graves mais comuns não possam se tornar extremamente incomuns.

Espero que você analise cuidadosamente as informações apresentadas neste livro. Espero também que observe as referências científicas relacionadas aqui, e confirme sua exatidão. Se fizer isso, acredito que perceberá que as evidências são fortes demais para serem ignoradas, e a solução, muito deliciosa. A superimunidade está ao alcance de quem a quiser!

CAPÍTULO 1

OS ALIMENTOS SÃO SINÔNIMO DE SAÚDE

Antes de começar a incorporar as ideias do dr. Fuhrman em minha dieta, estava sempre resfriado e sofria de sinusite. Quase morri de pneumonia duas vezes. Agora, nunca fico doente. Há três anos não pego um resfriado. Controlo a ingestão de nutrientes e percebo hoje que estou mantendo uma dieta que satisfaz e excede a ingestão recomendada de quase todas as vitaminas e minerais.
Agora, compreendo por que sempre adoecia antes: eu ingeria pouquíssimos nutrientes. Obrigado, dr. Fuhrman.

Aram Barsamian

Historiadores e arqueólogos revelaram que as civilizações antigas do mundo todo reconheciam que certos alimentos podiam oferecer benefícios à saúde e proteção contra doenças. O uso historicamente documentado de certos alimentos e de compostos alimentares extraídos de plantas secas para a cura de enfermidades indica que o conhecimento a respeito de funções benéficas à saúde dos compostos derivados de plantas data de milhares de anos.

As plantas são pacotes complexos de compostos biologicamente ativos. O termo "fitoquímico", que quer dizer "química das plantas", foi cunhado para representar três mil compostos originários de plantas que têm efeitos benéficos, ainda que sutis, na saúde humana e na imunidade. Com a recente descoberta de que a função imune superior nos seres humanos depende de uma ampla série desses compostos químicos derivados de plantas, podemos observar que os vegetais nos oferecem não apenas as funções nutritivas básicas, mas também um nível secundário de nutrição que adiciona uma camada complexa de resistência a doenças, além de benefícios para a longevidade. Esses benefícios secundários ainda não tinham sido adequadamente estudados até pouco tempo atrás.

Ao aderir ao consumo de vegetais, os seres humanos se permitiram tirar vantagem dos complexos compostos bioquímicos encontrados nas plantas, usando-os para manter o bom funcionamento das células. Nos últimos anos, descobrimos interações fascinantes e muito complexas com nossas células — interações pelas quais uma combinação de fitoquímicos mantém um sistema de defesa e autorrecuperação que não imaginávamos que o corpo humano tinha.

Os fitoquímicos são compostos químicos bioativos importantes para o crescimento e a sobrevivência da própria planta; eles surgiram para o benefício do mundo vegetal. No entanto, o sistema imunológico humano se desenvolveu de forma a depender desses fitoquímicos para funcionar adequadamente.

Algumas pessoas, por discordarem das conotações da palavra "química" (por sua relação com compostos artificiais e tóxicos), preferem usar a palavra "fitonutrientes", por isso será comum encontrar os dois termos neste texto. Mas a palavra "química" é o que se pode chamar de abrangente, separada do senso comum; e a palavra "fitoquímico", já difundida, é o termo correto para representar a ampla gama de compostos recém-descobertos com efeitos complexos sobre a saúde.

A boa alimentação é o segredo da superimunidade, e é relativamente simples. Não são necessários anos de estudo e de análise para se tornar especialista em nutrição humana, desde que você entenda os princípios que comandam as escolhas alimentares básicas e o preparo dos alimentos. Assim como a natureza complexa e sinérgica do sistema imunológico humano, as plantas são formas de vida complexas e maravilhosas, que possuem milhares de células e compostos bioquímicos atuando em harmonia.

Os animais e as plantas desenvolveram uma relação delicada, inter-relacionada e simbiótica, e agora os seres humanos dependem das plantas para sua saúde e sobrevivência. Ao estudar o potencial de sobrevivência de animais e seres humanos, percebe-se que dependemos das qualidades dos alimentos cultivados para nos sustentar: a saúde dos alimentos que comemos determina nossa saúde. Quando ingerimos alimentos saudáveis, nós nos tornamos saudáveis; quando não os ingerimos, desenvolvemos doenças. Basicamente, somos feitos dos alimentos que comemos. Como diz o dito popular: você é o que você come.

Infelizmente, o acúmulo de carências nutricionais em nosso corpo por longos períodos, principalmente nos primeiros anos de nosso desenvolvimento pode provocar danos celulares que, mais tarde, resultarão em doenças sérias, muitas vezes difíceis de serem tratadas. Além disso, essas carências resultam em baixa imunidade.

A boa notícia é que os recentes avanços na ciência da nutrição criaram a oportunidade de se manter saudável por meio do que comemos. Como você verá, não são apenas os compostos poderosos de alimentos, como frutas vermelhas e romãs, que têm propriedades preventivas, mas esses compostos — quando combinados na dieta com aqueles encontrados nos vegetais verdes, cogumelos e cebolas — aumentam as milagrosas propriedades autocurativas e autoprotetoras *já constituídas no genoma humano*, resultando, juntos, na superimunidade.

Uma combinação desses compostos é mais eficiente do que um único agente, mesmo em dose alta. Por exemplo, tomar uma dose grande de vitamina C ou de vitamina E não é muito eficaz, principalmente se não houver carência anterior. Da mesma forma, apesar de certos compostos fitoquímicos terem efeitos mais profundos, de longa duração e livres de radicais livres do que as conhecidas vitaminas antioxidantes, como a C e a E (falaremos sobre antioxidantes e radicais livres mais adiante), a ingestão suplementar de uma grande dose de fitoquímicos naturais extraídos de um vegetal verde não ofereceria tanta proteção se fosse feita a combinação com *centenas* de outros compostos benéficos encontrados em alimentos ricos em nutrientes. Agindo em conjunto, esses micronutrientes recém-descobertos atuam para ativar uma série de mecanismos que evitam danos celulares e eliminam células muito danificadas, que não podem ser reparadas de modo adequado antes de se tornarem perigosas ao corpo.

Minha abordagem "nutricional", que inclui e mistura alimentos mais potentes e protetores na dieta, é natural, sem agrotóxicos e fortalece não apenas o sistema imunológico contra infecções e câncer como previne ataques cardíacos, derrames e demência.

A desastrosa dieta norte-americana ou a morte causada por alimentos processados

Como a dieta moderna nos Estados Unidos e em grande parte do mundo hoje é farta em alimentos processados e produtos de origem animal e muito pobre em alimentos naturais, principalmente vegetais, quase todos os norte-americanos têm grande deficiência de fitoquímicos derivados de plantas, e as consequências disso são muito abrangentes e perigosas.

Vinte e cinco anos atrás, adorávamos vitaminas e minerais, e os nutricionistas mal sabiam que os fitoquímicos existiam; agora, esses compostos são considerados a principal fonte de micronutrientes em alimentos naturais, e seus efeitos são vistos como amplos e profundos. Em outras palavras, sabemos agora que as vitaminas e os minerais estão longe de ser o suficiente. Para termos uma função imune normal, precisamos de centenas de outros fitoquímicos, encontrados em plantas. Os suplementos com esses compostos benéficos estão surgindo no mercado e são promissores, mas nada se compara ao poder de imunidade de uma dieta com a quantidade adequada e variada dessas substâncias, obtidas de alimentos não refinados.

Hoje em dia, mais de 60% das calorias da dieta dos norte-americanos vêm de alimentos processados — uma porcentagem que tem aumentado gradual mas inexoravelmente nos últimos cem anos. Essa categoria engloba a maior parte dos alimentos feitos com adoçantes, farinha branca e óleos. Entre os alimentos processados, estão: pão branco, bagels, batatas fritas, macarrão, donuts, biscoitos, barras de cereais, cereais frios, refrigerantes, pretzels, condimentos e molhos de salada prontos. Esses alimentos processados costumam ser misturados a aditivos, conservantes e corantes para aumentar sua validade e são acondicionados em embalagens de plástico e caixas de papelão.

Refrigerantes, açúcar e xarope de milho, além de outros adoçantes, ocupam agora uma grande parte da dieta. O consumo de queijo e frango também aumentou significativamente entre os norte-americanos no último século, fazendo o consumo de calorias vindas de produtos animais ser responsável por mais de 25% da dieta.

Com tantos produtos de origem animal e alimentos processados, sobra pouco espaço para os vegetais não refinados e não processados. Menos de 10% das calorias que os norte-americanos consomem vêm de alimentos não refinados, como frutas, grãos, sementes e vegetais. No entanto, esses 10% são um valor enganoso, porque cerca da metade do consumo dos legumes nos Estados Unidos é composto por produtos feitos com batata comum, incluindo as fritas! Se não levarmos em conta a batata comum (que não é especialmente nutritiva), os outros alimentos somariam menos de 5% da dieta norte-americana.

DADOS DO CONSUMO DE ALIMENTOS NOS ESTADOS UNIDOS

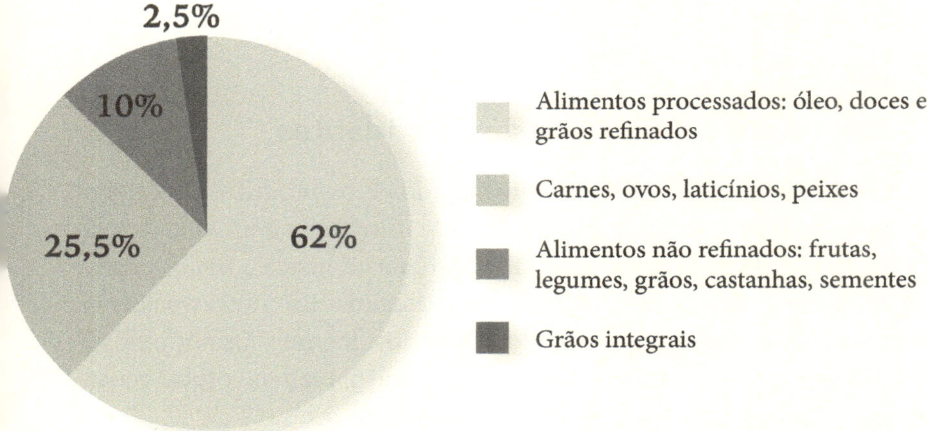

Fonte: USDA Economics Research Service, 2005. Disponível em: <www.ers.usda.gov/Data/FoodConsumption/FoodGuideIndex.htm#calories>. Acesso em: 30 set. 2013.

A dieta moderna não é pobre apenas em alguns micronutrientes: é muito carente em centenas de compostos derivados de plantas benéficos para a imunidade. Não é uma questão de opção; é impossível ser saudável sem eles.

Para identificar esses importantes antioxidantes e fitoquímicos ausentes na dieta norte-americana, devemos reconhecer uma classe ampla de compostos benéficos, incluindo a família toda dos carotenos (que reúne licopenos, betacarotenos, alfacarotenos, luteína e zeaxantina), e uma série de outros compostos que maximizam a função celular, possibilitando as propriedades curativas das células imunológicas, como o ácido alfalipoico, flavonoides, bioflavonoides, polifenóis e ácidos fenólicos, quercetina, rutina, antocianinas e proantocianinas, compostos de alho, sulfetos alílicos, glucosinolatos, isotiocianatos, lignanos e pectinas. Todos esses compostos têm impacto em nossa saúde; sem eles, nossa saúde e principalmente nosso sistema imunológico sofrem drasticamente.

Independentemente de quantas teorias alimentares existirem, quase todas concordam que os vegetais "fazem bem". Mas tem havido discussões a respeito do quão benéficos eles realmente são. Infelizmente, os dados de estudos observacionais costumam estar errados simplesmente porque a maioria das pessoas não come vegetais suficientes para causar impacto considerável em sua saúde.

Mas alguns estudos de longo prazo têm demonstrado que o consumo de vegetais é o fator mais importante na prevenção de doenças crônicas e morte prematura.[1]

A natureza e a função dos antioxidantes

Como se sabe, os alimentos processados e os produtos de origem animal não têm uma carga significativa de nutrientes antioxidantes ou fitoquímicos. Dessa forma, a dieta moderna está ligada à maior probabilidade de se desenvolver uma série de doenças. Em outras palavras, estamos nos alimentando de modo a ficarmos doentes. Os antioxidantes são vitaminas, minerais e fitoquímicos que ajudam o corpo a remover os "radicais livres" e a controlar a sua produção.

E por que isso é tão importante? Os radicais livres são moléculas que contêm um elétron sem par, o que os torna altamente reativos, quimicamente falando. Essa molécula instável torna-se destrutiva quando em contato com estruturas e outras moléculas dentro da célula. Sem uma quantidade suficiente de antioxidantes — o inimigo natural dos radicais livres —, o excesso de radicais livres provoca inflamações e leva ao envelhecimento precoce. As vitaminas C e E, o folato, o selênio, o alfa e o betacaroteno, além de diversos outros fitoquímicos, têm efeitos antioxidantes.

A maioria dos antioxidantes é colocado à disposição do organismo por meio do consumo de frutas, legumes e outros vegetais. Eles não são encontrados em quantidade significativa em produtos de origem animal nem em alimentos processados. (Os fitoquímicos têm uma ampla gama de efeitos benéficos, além do papel antioxidante, e esses efeitos ainda estão sendo estudados e precisam ser mais bem compreendidos.)

O dano oxidativo ocorre quando a atividade dos radicais livres nas células aumenta e eles saem de seus compartimentos celulares, afetando regiões mais amplas da célula. Os radicais livres não são totalmente ruins; na verdade, eles têm um papel importante: retêm os dejetos e são usados pelas células imunológicas para atacar e remover células danificadas que podem se tornar perigosas se continuarem a se deteriorar. No entanto, o problema com os radicais livres e outras toxinas nas células é que, sem uma ingestão diária relativamente grande de uma ampla gama de antioxidantes e fitoquímicos, como seria o natural, os radicais livres crescem em grande quantidade e saem de suas áreas, passando a destruir tecidos normais, além dos dejetos e dos tecidos anormais. Isso prejudica as células e aumenta a concentração de toxinas celulares.

Como os vegetais são muito ricos nesses compostos benéficos, o consumo de vegetais, principalmente os verdes, é uma maneira fácil de medir a capacidade antioxidante total de uma dieta. Uma forma de os cientistas avaliarem nosso consumo de vegetais é com um exame de sangue para medir a quantidade de alfacaroteno. O betacaroteno, muito encontrado em cenouras e outros vegetais de cor laranja, é o carotenoide mais estudado, mas o alfacaroteno reflete de modo mais correto a ingestão de vegetais; primeiro porque ele não está presente na maioria dos multivitamínicos e suplementos e, em segundo lugar, porque é um excelente indicador da alta ingestão de nutrientes de origem vegetal (visto que os vegetais verde-escuros e laranjas são as fontes mais ricas de alfacaroteno). O alfacaroteno é um dentre os mais de quarenta carotenoides, uma família de antioxidantes com benefícios atestados de proteção contra doenças e que favorecem a longevidade.

Um estudo recente mediu o alfacaroteno em todos os participantes envolvidos e, a seguir, acompanhou as mortes por um período de 14 anos. Os pesquisadores descobriram que a maior presença de alfacaroteno estava associada a um risco menor de morte por diversos motivos. As pessoas com maiores índices de alfacaroteno no corpo tinham um risco 39% menor de morrer em comparação com aquelas que tinham níveis mais baixos.[2] Correlações parecidas foram percebidas entre o alfacaroteno e o risco de morte por motivos específicos, e não apenas por doenças cardiovasculares e câncer, mas também por outras causas, principalmente infecções.

O alfacaroteno em si oferece um significativo benefício antioxidante, mas é, principalmente, um indicador dos milhares de compostos adicionais em vegetais de cor verde e laranja atuando sinergicamente para manter o corpo saudável.

Os vegetais verdes são os mais ricos em nutrientes, de modo geral, o que significa que contêm maiores níveis de micronutrientes por caloria, e, é claro, são os alimentos mais ricos em alfacaroteno.

O estudo abrangente e prolongado citado anteriormente dá muito mais suporte ao estilo de dieta recomendado por mim, rica em nutrientes, uma vez que muitos alimentos com altos índices de alfacaroteno costumam ter vários outros micronutrientes, de modo geral. Quando a ingestão alimentar de micronutrientes (abundantes tanto em diversidade quanto em quantidade) é otimizada, uma redução drástica de doenças na terceira idade e melhoria na longevidade se tornam possíveis. Em outras palavras, ao ingerir uma quantidade diversificada e significativa de vegetais não processados, nossas chances de permanecer saudáveis e de viver mais aumentam.

Entre os alimentos com altos níveis de alfacaroteno por caloria, estão:

Couve-chinesa
Repolho
Pimentão vermelho
Cenoura
Acelga
Pimentão verde
Aspargos
Couve-manteiga
Brócolis
Ervilhas
Abóbora

Uma dieta pobre em fitoquímicos é a grande responsável por um sistema imunológico debilitado. Populações que ingerem grandes quantidades de vegetais têm índices muito mais baixos de câncer, e as populações com maior expectativa de vida ao longo da história têm sido aquelas cuja dieta conta com mais vegetais.[3]

Eu chegaria a ponto de dizer que os fitoquímicos são a descoberta mais importante na nutrição dos seres humanos dos últimos cinquenta anos. Várias centenas de nutrientes e fitoquímicos têm sido identificados e cerca de 150 têm sido estudados detalhadamente, apesar de haver mais de mil moléculas derivadas de plantas que mantêm as defesas imunológicas dos seres humanos.

A concentração de fitoquímicos costuma ser destacada por cores fortes, como preto, azul, vermelho, verde e laranja. As classes de fitoquímicos têm estruturas muito variadas e proporcionam benefícios únicos à saúde; por isso, quanto maior a variedade ingerida, melhor.

Entre os vários tipos estão os que mencionaremos agora, além de alguns que já foram citados anteriormente: compostos de alho, sulfetos alílicos — antocianinas, betalaínas, coumestanos, flavonoides, glucosinolatos flavonoides, isoflavonoides, lignanos, organossulfatos, pectinas, compostos fenólicos, fitoesteróis, inibidores de proteína, terpenos (isoprenoides) e ésteres de tirosol. Dentro de cada uma dessas categorias ainda existem centenas de compostos.

Muitos fitoquímicos de alimentos recém-colhidos se perdem e são destruídos por técnicas modernas de processamento, incluindo, em alguns casos, o cozimento. Os alimentos naturais são altamente complexos, de forma que a estrutura exata e a maioria dos compostos benéficos que eles têm ainda não foram totalmente identificadas. Mas está claro que o funcionamento e a produção de células imunitárias são fortalecidos com a ingestão de uma grande variedade de fitoquímicos. A falta dessa variedade de fitoquímicos derivados de plantas na forma nativa é responsável pelo desenvolvimento da maioria das doenças que podem ser evitadas, incluindo o câncer.[4]

Para deixar mais claro, o que estou querendo dizer é que um pedaço de frango é como um biscoito: os dois são alimentos sem uma carga importante de antioxidantes ou fitoquímicos. Tanto os produtos de origem animal quanto os alimentos processados não têm nutrientes que ajudam na imunidade. Quanto mais alimentos pobres em fitoquímicos ingerirmos, mais baixa será nossa imunidade e maior será o risco de adoecermos e de, possivelmente, desenvolvermos câncer. As várias dietas de baixa gordura da moda, com clara de ovo, carne branca e massas, destroem o sistema imunológico e causam câncer por diversos motivos, principalmente devido à já mencionada falta de fitoquímicos protetores.

Em diversos estudos, descobriu-se que os fitoquímicos têm um papel de proteção diferente das vitaminas e minerais, entre eles:

- induzir a produção de enzimas de desintoxicação;
- controlar a produção de radicais livres;
- desativar e desintoxicar agentes causadores de câncer;
- proteger a estrutura das células de danos causados por toxinas;

- acionar mecanismos para reparar as sequências danificadas de DNA;
- impedir a replicação de células com DNA danificado;
- induzir efeitos benéficos antifúngicos, antibacterianos e antivirais;
- inibir a função do DNA danificado ou geneticamente alterado;
- melhorar o poder citotóxico (destrutivo) das células imunitárias — ou seja, o poder de matar micróbios e células cancerígenas.

Esta lista poderia ser condensada em um papel principal: os fitoquímicos são o combustível que controla as defesas de nosso corpo contra o câncer. Uma dieta rica em fitoquímicos é a melhor arma contra o câncer. Essa defesa inclui o poder destruidor das células do sistema imunológico, que precisa conseguir aniquilar micróbios invasores (vírus e bactérias) e matar as células anormais do corpo antes que se tornem cancerígenas.

Conforme os "danos" no DNA aumentam, e a célula se torna cada vez mais bizarra, o sistema imunológico reage e tenta removê-la. O processo de induzir uma das células anormais do corpo (ou seja, pré-cancerígena ou cancerígena) a morrer antes de causar problemas se chama "apoptose".

Credenciais científicas da nutrição

A nutrição de qualidade e seu impacto na saúde dos seres humanos continua a ser alvo de grande discussão e até de ceticismo, principalmente quando os indivíduos procuram defender suas opiniões ou preferências alimentares. De qualquer modo, a grande quantidade de dados científicos que demonstram seus benefícios à função imunológica — ou seja, ao aumento das defesas de uma pessoa contra infecções e câncer — tem sido enorme nos últimos anos.

Qualquer pessoa que estude a fundo o assunto "alimentação" e que acompanhe as últimas pesquisas terá dificuldade em ignorar o fato de que alguns alimentos naturais — aqueles que chamo de "superalimentos" porque levam à superimunidade — têm micronutrientes que possuem profundos efeitos protetores. Há evidências cada vez mais fortes de que criar dietas ricas em superalimentos com muitos nutrientes é o segredo para uma saúde excelente e o acesso à fonte da juventude.

Nos anos 1930, os cientistas identificaram os primeiros micronutrientes conhecidos: as vitaminas e os minerais. Também isolaram as partes de plantas que nos dão combustível na forma de calorias, chamando-os de “macronutrientes”. Os macronutrientes englobam gorduras, carboidratos e proteínas. Todos têm calorias, e precisamos deles para sobreviver. A água também é considerada um macronutriente, apesar de não ter calorias.

Macronutrientes	Micronutrientes
Gorduras	Vitaminas
Carboidratos	Minerais
Proteínas	Fitoquímicos
Água	Enzimas

Na mesma época, os cientistas descobriram que a carência de certos micronutrientes poderia causar doenças graves com nomes exóticos, como escorbuto, pelagra e beribéri. As doenças causadas por carências nutricionais eram comuns nos Estados Unidos até os anos 1940, quando a Food and Drugs Administration (FDA) recomendou a “fortificação” (acréscimo de micronutrientes) de alimentos comuns, como pão e leite. Mas essas doenças ainda são comuns em muitos países pobres.

Xeroftalmia (doença nos olhos)	— Carência de vitamina A
Escorbuto	— Carência de vitamina C
Raquitismo e osteoporose	— Carência de vitamina D
Bócio e cretinismo	— Carência de iodo
Anemia e retardo mental	— Carência de ferro
Beribéri	— Carência de tiamina (B1)
Pelagra	— Carência de tiamina (B3)

Em 1940, o mercado de suplementos vitamínicos constituía uma indústria bilionária; as pessoas eram aconselhadas a ingerir suco de laranja e drágeas de vitamina C, e começou-se a adicionar vitaminas A, D e B a alimentos processados. Nos anos 1950 e 1960, a produção de alimentos processados fortificados aumentou. Nos países desenvolvidos, em determinado momento, esses alimentos substituíram os alimentos frescos como a maior fonte de calorias. Nos anos 1960, os restaurantes de *fast food* também começaram a se espalhar pelos Estados Unidos e, nos anos 1970, já formavam uma indústria de 6 bilhões de dólares.

Vinte anos depois, eles estavam em toda parte: em 2005, a indústria do *fast food* atingiu 120 bilhões de dólares em vendas só nos Estados Unidos.[5]

A fortificação dos alimentos se tornou uma estratégia para combater a carência de micronutrientes em alimentos processados. Alimentos ricos em calorias estavam por toda parte, mas faltavam os micronutrientes. O resultado? Hoje, grande parte da população consome alimentos processados, refeições prontas e *fast food*, e quase não ingere vegetais, cogumelos, leguminosas ou grãos.

A fortificação dos alimentos processados surgiu de uma visão antiga e dividida da ciência da nutrição: os cientistas e as autoridades públicas acreditavam que podíamos prevenir distúrbios da saúde causados pela má alimentação, ou pela ingestão inadequada de micronutrientes. Apesar de a reposição desses nutrientes ter curado e prevenido diversas doenças, essa abordagem provocou uma revolução nos alimentos processados e na chamada *junk food*, levando nossa dieta e saúde para a direção errada.

Essas mudanças alimentares prejudicaram não apenas nosso sistema imunológico; no processo, elas nos expuseram a centenas de possíveis doenças. A simplificação exagerada da alimentação humana levou ao desenvolvimento de alimentos como as fórmulas para bebês, alimentos líquidos de hospital, bebidas nutritivas fortificadas e suplementos alimentares, o que contribui ainda mais para a crise da saúde e, por fim, para o aumento dos casos de câncer.

A explosão do câncer no mundo moderno

Entre 1935 e 2005, os índices de câncer aumentaram todos os anos durante setenta anos seguidos! Conforme os alimentos processados e *fast food* se popularizaram no mundo todo, percebemos que as áreas rurais começaram a apresentar índices mais altos de câncer e obesidade. O resultado hoje é uma população mundial com números cada vez maiores de pessoas com distúrbios no sistema imunológico, alergias, doenças autoimunes e vários tipos de câncer.

Nos anos 1960 e 1970, a maioria dos nutricionistas se concentrou no estudo de macronutrientes e procurou determinar a melhor proporção entre gorduras, proteínas e carboidratos para manter a saúde em dia. Os médicos e os nutricionistas acreditavam que nossas necessidades de micronutrientes podiam ser satisfeitas por meio de um polivitamínico ou outro suplemento, e não viam razão para satisfazê-las com alimentos ricos em micronutrientes. Na verdade, a densidade de micronutrientes costumava ser ignorada: a ciência ainda não tinha isolado e compreendido o funcionamento crítico e a dependência do sistema imunológico de alimentos que continham centenas de compostos orgânicos ainda não identificados.

Ainda hoje, muitas pessoas acreditam que a alimentação correta é uma proporção ideal de macronutrientes, e seus defensores se encaixam em diferentes campos: defensores das dietas de alta porcentagem de proteínas, defensores das dietas de baixa gordura, defensores das dietas de alto carboidrato, defensores das dietas de baixo carboidrato e assim por diante. Infelizmente, esse foco nos macronutrientes, e não nos micronutrientes, evita que se entenda a boa nutrição de um modo completo e eficiente. Muitas pessoas se preocupam com o peso, mas quase todas — mesmo aquelas que monitoram com cuidado a ingestão de calorias — se descuidam da saúde.

Sabemos agora que uma dieta pode ser "saudável" — em outras palavras, pode promover a saúde — com uma gama de macronutrientes aceitáveis: ela pode, por exemplo, ter mais gordura e menos carboidrato, ou mais carboidrato e menos gordura. O problema é que as qualidades de uma dieta que beneficia a saúde não são exatamente determinadas pelo nível de gordura ou de carboidrato. Elas são determinadas pela quantidade e pela diversidade de micronutrientes. Por exemplo, uma dieta com 15% de gordura poderia ter uma quantidade de micronutrientes adequada ou não, assim como uma dieta de 40% de gordura. É uma questão crítica, por isso reitero: não é a proporção entre gorduras e carboidratos em sua dieta que importa para a saúde. Muitas pessoas veem a gordura como uma vilã e erroneamente ignoram o impacto dos micronutrientes protetores. Elas podem se surpreender ao descobrir que os nutricionistas perceberam, recentemente, que, quando há gordura presente na refeição, os micronutrientes mais poderosos encontrados nos vegetais são absorvidos de modo mais rápido pelo corpo. Em outras palavras, a gordura em si não é o problema.

MORTALIDADE MÉDIA POR CÂNCER
EM 13 PAÍSES MODERNOS

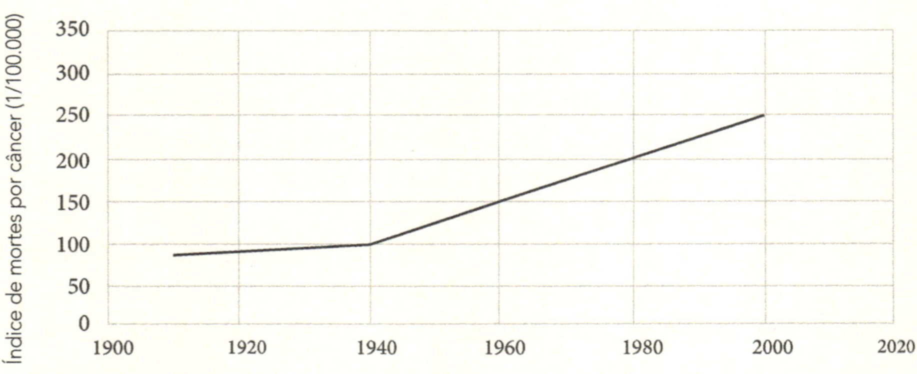

Fonte: HALLBERG, O.; JOHANSSON, O. Cancer Trends During the 20th Century. In: *Journal of Australian College of Nutritional and Environmental Medicine*, 2002, 21(1): pp. 3-8.

A questão aqui é que, quando nosso corpo está carente de micronutrientes de origem vegetal, o sistema imunológico enfraquece e nos deixa expostos a infecções e ao câncer. Se continuarmos assim — comendo mais alimentos processados e refeições prontas e oferecendo cada vez mais *fast food* a nossos filhos —, acredito que haverá um aumento nos índices de câncer de mama em mulheres mais jovens nos próximos vinte ou trinta anos (ou menos). Espero que juntos possamos tornar conhecida a gama de micronutrientes presentes nos vegetais que fortalecem o sistema imunológico e as incríveis oportunidades que eles oferecem de proteger a nós e a nossas famílias.

A solução é simples: só precisamos alimentar nosso corpo com combustível de qualidade, e isso significa os alimentos mais nutritivos.

Verde: o rei dos vegetais

Como já vimos, os micronutrientes são aqueles elementos nutricionais que não têm calorias e são essenciais para a nossa sobrevivência e longevidade. Por não aumentarem a ingestão de calorias, eles não nos dão combustível nem energia; dependemos dos macronutrientes para isso. O segredo para uma boa alimentação, então, é ingerir uma boa quantidade de micronutrientes e, ao mesmo tempo, não consumir calorias em excesso. Para ingerirmos boas quantidades de micronutrientes que aumentam a imunidade, é preciso comer muitos vegetais. Felizmente, eles têm poucas calorias, por isso podem ser consumidos em grandes quantidades.

Os nutricionistas têm demonstrado, cada vez mais, que as pessoas que comem alimentos naturais — verduras, frutas e legumes — costumam adoecer com menos frequência. Mas todos os vegetais são igualmente protetores? Se quisermos estabelecer uma dieta para a superimunidade, precisamos saber quais alimentos têm efeitos mais benéficos. Assim, poderíamos comer muitos desses alimentos todos os dias, abastecendo nosso corpo com as substâncias protetoras contidas neles.

Então quais alimentos têm efeitos mais benéficos? Vamos somar os micronutrientes que aumentam a imunidade em um vasto leque de alimentos comuns e veremos como os diversos tipos de alimentos podem ser comparados. Mais adiante, no quinto capítulo, farei uma lista parecida dos Trinta Superalimentos Principais.

Como você pode ver nas pontuações de nutrientes a seguir, quando o assunto são micronutrientes que protegem o sistema imunológico, os vegetais verdes lideram. Não é à toa que esses são os alimentos mais relacionados à proteção contra as doenças cardíacas e o câncer. Um resumo de mais de 206 estudos epidemiológicos mostra que o consumo de vegetais verdes crus tem a mais forte correlação com a redução do câncer de todos os tipos, incluindo os de estômago, pâncreas, cólon e mama.[6] Quantos vegetais verdes *você* come por dia?

Uma questão de *ênfase*

A maioria das autoridades de saúde hoje em dia concorda que devemos adicionar mais porções de frutas e vegetais saudáveis à nossa dieta. Eu discordo. Pensar a dieta dessa maneira não aborda o problema de modo adequado. Em vez de adicionar frutas, vegetais, grãos e castanhas à nossa dieta causadora de doenças, devemos tornar esses alimentos *o foco principal da dieta em si.*

Quando começarmos a entender essa mudança de mentalidade e a basear nossa dieta em frutas, legumes, grãos, sementes e castanhas, *então* poderemos acrescentar alimentos à dieta que não estejam nessa categoria.

Densidade de nutrientes do dr. Fuhrman

Agrião	100	Melão-cantalupo	12
Couve-manteiga	100	Feijão (todos os tipos)	11
Couve-de-bruxelas	90	Ameixas	11
Couve-chinesa	85	Nozes	10
Espinafre	82	Alface-crespa	10
Rúcula	77	Pistache	9
Repolho	59	Pepino	9
Brócolis	52	Ervilhas	7
Couve-flor	51	Amêndoas	7
Alface-romana	45	Caju	6
Pimentão verde e vermelho	41	Abacate	6
Cebola	37	Maçã	5
Aspargos	36	Manteiga de amendoim	5
Alho-poró	36	Milho	4
Morangos	35	Banana	3
Cogumelos	35	Aveia	3
Tomate e produtos derivados	33	Salmão	2
Romã/Suco de romã	30	Batata comum	2
Cenoura/Suco de cenoura	30	Leite desnatado	2
Amoras	29	Pão integral	2
Framboesas	27	Azeite de oliva	2
Mirtilos	27	Pão branco	1
Laranjas	27	Peito de frango	1
Sementes: linhaça, girassol, gergelim, chia (média)	25	Ovos	1
Uvas rosadas	24	Macarrão comum	1
Cerejas	21	Carne moída (85% magra)	–4
Tofu	20	Queijo cheddar com baixo teor de gordura	–6
Lentilhas	14	Batata frita	–9
		Coca-Cola	–10

Para determinar os Pontos de Densidade Nutricional, levei em consideração uma porção igual de calorias em cada alimento. Os seguintes nutrientes foram incluídos na avaliação: cálcio, carotenoides (betacaroteno, alfacaroteno, luteína, zeaxantina, licopeno), fibra, folato, glucosinolatos, magnésio, selênio, vitamina C, vitamina E, zinco, fitoesteróis, amido resistente e flavonoides; também calculei o índice Orac (sigla em inglês para Capacidade de Absorção de Radicais de Oxigênio), que é um método para medir a capacidade antioxidante ou de absorção de radicais dos alimentos.

As quantidades de nutrientes, que normalmente ocorrem em várias medidas diferentes (mg, mcg, UI), foram convertidas a uma porcentagem de sua ingestão diária recomendada (IDR), de modo que um valor comum pudesse ser considerado para cada nutriente. Para os nutrientes que não têm IDR, estabeleci objetivos com base em pesquisas disponíveis e na compreensão atual a respeito dos benefícios desses fatores. Outros pontos foram acrescentados no caso de alimentos antiangiogênicos (falaremos mais sobre isso adiante), com organossulfetos, inibidores de aromatase ou resveratrol. Pontos foram subtraídos no caso de alimentos com gordura trans, quantidade excessiva de gordura saturada, colesterol ou sódio ou com aditivos, como um alimento refinado/processado.

O total do percentual de IDR para cada nutriente, ajustado com pontos somados/subtraídos, foi, então, multiplicado por uma fração para que o número mais alto fosse igual a 100 a fim de que todos os alimentos pudessem ser considerados em uma escala numérica de 1 a 100.

Em uma pirâmide alimentar, os alimentos consumidos em maior quantidade são colocados na base. No entanto, a pirâmide alimentar tradicional norte-americana — fonte dos primeiros conhecimentos sobre saúde e alimentação da maioria dos norte-americanos — não coloca alimentos ricos em nutrientes na base; dá esse lugar de honra ao grupo de pães, cereais, arroz e macarrão. É por isso que muitos norte-americanos se confundem a respeito da nutrição e são afetados pela obesidade e por doenças que poderiam ser evitadas. Você não acha que faz sentido colocar os alimentos mais saudáveis e ricos em micronutrientes na base da pirâmide? Não deveríamos comer mais alimentos saudáveis e menos alimentos não saudáveis?

Pirâmide alimentar do dr. Fuhrman

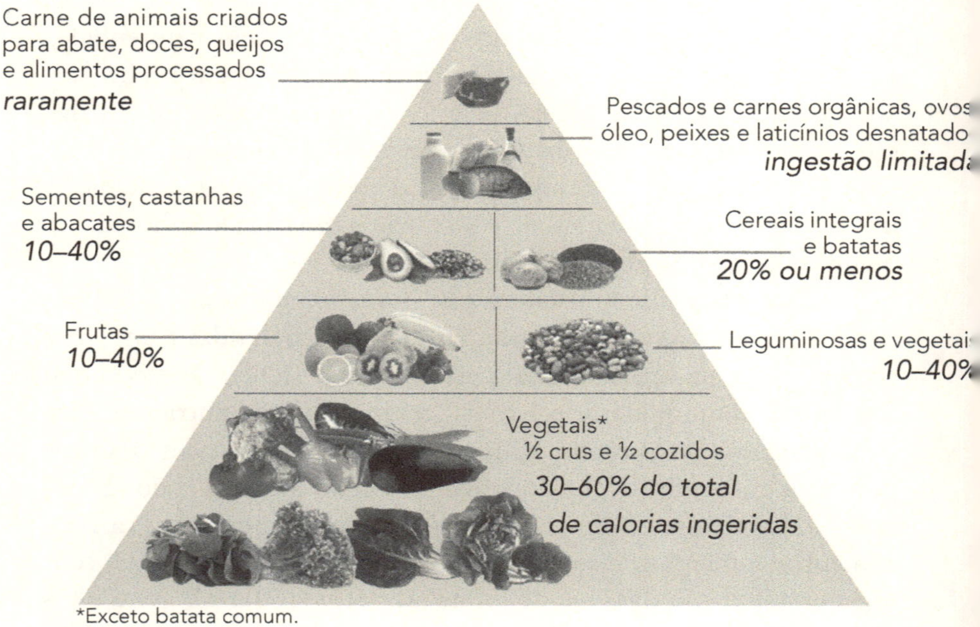

*Exceto batata comum.

Minha pirâmide alimentar foi feita com o objetivo de formar uma população saudável. Se fosse adotada de modo abrangente, salvaria milhões de vidas todos os anos e acabaria com a crise da saúde, tão trágica e onerosa. Não existe outra maneira de fazer isso: para ter saúde, devemos comer mais alimentos ricos em nutrientes e menos alimentos ricos em calorias. Assim, o topo da pirâmide tem os alimentos com menos nutrientes — ou seja, aqueles processados que deveriam ser consumidos raramente, como batata frita e biscoitos —, enquanto a parte inferior fornece a base de alimentos ricos em micronutrientes. Quando a situação nutricional for remodelada pela densidade nutricional, como é representado na pirâmide acima, a nossa expectativa de vida aumentará radicalmente.

De modo simples, isso significa que precisamos ingerir muitos alimentos naturais e ricos em nutrientes: vegetais, frutas, grãos, castanhas e sementes. Ao mesmo tempo, precisamos comer muito menos produtos de origem animal e bem menos alimentos ou não alimentos sem qualquer valor nutricional ou tóxicos ao organismo, como açúcar e outros adoçantes, farinha branca, alimentos processados, óleos refinados e *fast food*.

O incrível sistema imunológico

Está na hora de encarar de forma diferente o que comemos e começar a confiar no incrível poder curativo e protetor do organismo.

Está na hora de repensar a ideia de que os vírus são a única ou a principal causa de doenças associadas a eles. Normalmente, a exposição a um vírus, e sua relação com a doença a ele associada e suas complicações, *não é* a única causa nem a *principal*. Certamente, a exposição ao vírus e sua multiplicação dentro de nosso corpo é a causa das infecções virais. Mas, embora em geral não seja reconhecido, o vírus se adapta ao hospedeiro (nosso corpo), tornando-se perigoso e se multiplicando como resultado do *ambiente que promove a doença*, criado pela carência nutricional.

Na maioria dos casos, quando exposto a um corpo saudável e bem-nutrido, um vírus não causa danos. Nossa vulnerabilidade inicial e nossa incapacidade de combatê-lo ao sermos expostos a ele é diretamente afetada pela qualidade de nossa dieta antes dessa exposição. Isso quer dizer que a má alimentação não só nos deixa mais suscetíveis aos vírus como também causa impacto na duração e na gravidade de uma doença. A má alimentação é tão generalizada que podemos considerar que 98% dos norte-americanos correm grande risco de sofrer com doenças. Isso, aliado à maior resistência das bactérias pelo consumo e abuso de antibióticos, criou uma nova era na ciência da saúde moderna com o aparecimento de doenças perigosas resistentes a esses medicamentos. As mortes causadas por doenças infecciosas aumentaram 58% entre 1980 e 1992 nos Estados Unidos, e o número continua a aumentar desde então. De acordo com Hiroshi Nakajima, diretor geral da Organização Mundial da Saúde entre 1988 e 1998: "Estamos à beira de uma crise mundial no que se refere às doenças infecciosas."[7]

Tradicionalmente, a etiologia (ou causa) das infecções, bacterianas ou virais, tem os elementos relacionados a seguir. Estes são os principais fatores que determinam se você adoecerá ou não; e, se adoecer, qual será a gravidade:

- *O tamanho do inóculo*. Em outras palavras, quanto do vírus ou bactéria estava presente na exposição?

- *A virulência da exposição*. O micróbio era um agente causador de doença grave?
- *A reação imune do hospedeiro*. A memória imunológica do hospedeiro teve oportunidade de contato com o micróbio (ou com um micróbio parecido) para facilitar uma reação imune protetora rápida? O sistema imunológico conseguiu remover o vírus antes que ele se desenvolvesse?
- *O* status *nutricional e a saúde do hospedeiro*. A competência imune do hospedeiro foi comprometida, ou o sistema imunológico pôde reagir com seu potencial total, inibindo e, por fim, combatendo a invasão viral de células normais?

Na maior parte do tempo, não temos a oportunidade de modificar esses fatores de risco de modo substancial, mas lavando as mãos e tomando outras medidas higiênicas, como não tocar o próprio rosto sem lavá-lo antes, podemos diminuir um pouco os riscos dessa exposição. No entanto, há um grande fator sob o nosso controle que pode alterar a equação. Ou seja, podemos manter a adequação nutricional de micronutrientes (em inglês, conhecida pela sigla CNA). Em poucas palavras, isso significa garantir que uma quantidade suficiente e variada de todos os micronutrientes conhecidos e desconhecidos esteja presente na dieta.

Poucos de nós têm CNA atualmente porque nosso atual modelo de dieta admite muitos alimentos processados isentos de micronutrientes. Para que a maioria de nós alcance a CNA, precisamos mudar nossa alimentação e começar a ingerir todos os nutrientes disponíveis que fortalecem o sistema imunológico.

Pense no que estou dizendo: uma exposição viral que causasse uma infecção séria ou até colocasse em risco a vida de uma pessoa com uma dieta normal nem sequer resultaria em sintomas de doença em uma pessoa com alimentação adequada. Vamos parar aqui por um momento para analisar as implicações disso. Atualmente, temos evidências científicas que demonstram claramente os perigos da má alimentação. E, ainda assim, muitos de nós não temos consciência dos elementos nutricionais essenciais que fortalecem e mantêm nossa saúde no dia a dia. Juntos, podemos mudar isso.

Costumamos escutar comentários do tipo “O vírus atacou o coração dele” ou “Ela teve um câncer induzido por vírus”, e, ainda assim, raramente pensamos ou conversamos sobre o que possibilita a virulência desse vírus. Não somos apenas alvos esperando ser atacados; na verdade, um corpo saudável é muito resistente ao ataque de um vírus. Já ficou provado que, quando as crianças comem mais vegetais, elas têm menos infecções. Um estudo sobre crianças relativamente malnutridas do Vietnã ilustra isso. Crianças pequenas (de cinco meses a dois anos) foram selecionadas de modo aleatório e separadas em dois grupos, o de *intervenção nutricional* e o de *controle*. O grupo de intervenção recebeu mais vegetais e outros alimentos ricos em micronutrientes, enquanto o grupo de controle manteve a dieta comum de arroz. Durante o acompanhamento, as crianças nos grupos de intervenção tiveram aproximadamente metade das doenças respiratórias pelas quais passaram aquelas do outro grupo.[8] Atualmente, nos círculos científicos, acredita-se que a carência de micronutrientes contribui para a mortalidade e para a morbidade de doenças infecciosas, e que uma dieta mais rica em micronutrientes é fundamental para uma saúde melhor.[9]

Os perigos da mutação de vírus

A relação entre o *status* nutricional e o sistema imunológico tem sido estudada há mais de cinquenta anos, como já vimos. Nos últimos vinte anos, uma compreensão muito maior a respeito da complexidade da reação imune e sua relação com fatores nutricionais tem se desenvolvido. Ao compreender melhor o sistema imunológico e os elementos nutricionais que regulam a função imune mostram uma forte correlação entre *status* nutricional do hospedeiro e imunidade para quase todos os agentes infecciosos conhecidos.[10]

Há dois pontos principais aqui que exploraremos mais adiante:

- o *status* nutricional do hospedeiro é essencial para permitir ou impedir infecções virais ou bacterianas;
- a nutrição inadequada do hospedeiro permitirá a mutação dos vírus, de modo a se tornarem mais virulentos ou perigosos.

O conceito de que as fortes e competentes defesas do hospedeiro são proporcionadas pela excelência nutricional não é apenas uma opinião ou observação: é a realidade da fisiologia humana apoiada por centenas de estudos científicos. Quando o corpo não tem nutrientes, as infecções virais podem causar doenças sérias e até fatais, que não ocorrem quando não existe deficiência nutricional.[11] A imunidade, quando elevada, pode afastar a infecção; e, caso a infecção realmente ocorra, é muito mais provável que o resultado seja inofensivo.

Ao discutir interações entre nutrição e infecção, os nutricionistas consideram, tradicionalmente, apenas os efeitos da dieta no hospedeiro (nós). Há anos sabe-se que a má alimentação interfere em várias barreiras físicas ou em reações imunes, tornando o corpo mais vulnerável ao ataque de micróbios, inclusive vírus. Atualmente, novas evidências demonstram que o nível de nutrição do hospedeiro também pode influenciar, de modo direto, a constituição genética do vírus, alterando sua virulência.[12] Ou seja, a boa alimentação pode melhorar, de modo direto e indireto, a resistência à doença infecciosa.

A arma mais eficiente que temos para nos proteger dos efeitos prejudiciais da gripe e de outras doenças infecciosas é a boa alimentação. *E isso está sob nosso controle!*

Se você sofre de carência de qualquer vitamina ou mineral conhecidos, as pesquisas têm mostrado que suas funções de defesa podem estar negativamente afetadas. O que mais se nota é que, quando as dietas são pobres em consumo de vegetais verdes e amarelos (ricos em carotenoides), as doenças virais atacam com mais gravidade. Vários micronutrientes, incluindo luteína, licopeno, folato, bioflavonoides, riboflavina, zinco, selênio e muito outros, têm funções de imunização.[13] Vamos aprender muito mais sobre isso nos próximos capítulos. Mas a verdade é que sua presença ou ausência fortalece ou enfraquece a capacidade do sistema imunológico, influenciando nossa suscetibilidade a doenças infecciosas, seu curso e suas consequências.

A habilidade de um sistema imunológico nutricionalmente competente para prevenir as mutações genéticas virais que permitiriam ao vírus derrubar as defesas do hospedeiro tem sido reconhecida em vários estudos, até mesmo naqueles que tratam do HIV (vírus da imunodeficiência humana).[14] As carências de micronutrientes são comuns em muitas populações infectadas pelo HIV, e vários estudos já demonstraram que essas carências prejudicam as respostas imunes e estão associadas à progressão acelerada da doença.

Vários estudos, por exemplo, demonstram que a transmissão do vírus da aids é significativamente reduzida (e se torna até improvável) quando a alimentação do hospedeiro é excelente. Isso quer dizer que manter uma dieta rica em micronutrientes, sem grandes carências, pode ser o fator mais importante em nossa habilidade, individual, de combater infecções emergentes. Com a arma da boa alimentação, permitimos que nosso corpo tenha controle de uma manifestação viral e impedimos que o vírus se transforme e fuja do controle.[15] A manifestação viral acompanhada por mutações no vírus conforme ele se transforma o impede de fugir ao controle de nosso sistema imunológico. No entanto, essas modificações estruturais perigosas de um vírus conforme ele se transforma ocorrem apenas em um hospedeiro nutricionalmente incompetente.

Recentemente, as pesquisas mostraram que o vírus da gripe também demonstra virulência maior em um hospedeiro nutricionalmente carente, permitindo várias mudanças no genoma do vírus. Em outras palavras, o vírus da gripe comum pode sofrer mutação e se tornar capaz de causar mais prejuízo aos pulmões e a outras partes do corpo. Apesar de há muitos anos já sabermos que a má alimentação pode afetar a reação do hospedeiro à infecção, a descoberta de que a alimentação do hospedeiro também afeta a sequência genética de um patógeno (um micróbio causador de doença) é recente — uma descoberta importante para nós agora e como área de estudo futuro.

Um bom exemplo é um estudo científico recente que investigou o *status* nutricional de pacientes que desenvolveram neuropatia (danos nos nervos) após uma doença viral. Essas pessoas cujo sistema nervoso foi prejudicado pelo vírus tinham carência de riboflavina, vitamina E, selênio, alfa e betacarotenos e licopeno. Ao receberem suplementos desses nutrientes, a doença começou a regredir, sugerindo que a patogenicidade de um determinado vírus, ou seja, a habilidade de um patógeno causar uma doença infecciosa, depende do *status* nutricional do hospedeiro.[16]

Como os dados sugerem, uma boa alimentação é uma intervenção eficaz em doenças virais como aids, mononucleose, herpes e *influenza* porque as mutações virais serão suprimidas, limitando o potencial de causar doença e virulência.

Infelizmente, a maior parte dos alimentos que a grande maioria dos norte-americanos consome diminui em vez de aumentar a resistência normal a infecções virais simples. Apesar dos avanços na ciência que revelaram a importância de milhares de micronutrientes protetores no reino vegetal, grande parte do mundo moderno mantém uma dieta rica em grãos processados, óleos, doces e produtos de origem animal. Nos Estados Unidos, por exemplo, menos de 5% das calorias totais consumidas vêm de frutas frescas, vegetais, sementes e castanhas. E note que esses são os alimentos mais ricos em nutrientes!

Quem mantém uma dieta padrão norte-americana, com excesso de calorias mas com baixa ingestão de nutrientes por porção, está sofrendo de má nutrição crônica. A combinação de sobrepeso e má alimentação é a verdadeira epidemia que ameaça a vida no mundo moderno, resultando em uma crise na saúde e em tragédias inevitáveis.

Com a difusão do consumo de alimentos processados pobres em nutrientes, a carência nutricional se tornou a regra.

O impacto demográfico global da pandemia de *influenza* de 1918 e 1919 continua fascinando os pesquisadores e estudiosos. Ao analisarmos os efeitos desse surto na sociedade, por meio de um estudo abrangente dos modos de transmissão e propagação, índices de mortalidade e características distintas de várias regiões, vemos a importância de levar os hábitos nutricionais típicos de um país em consideração. Por exemplo, o Irã foi uma das regiões mais afetadas pela pandemia, com índices de mortalidade significativamente mais altos do que na maioria das regiões do mundo. A pesquisa sugere que a fome, o ópio, a malária e a anemia foram fundamentalmente responsáveis pela alta mortalidade causada pela gripe naquele país. Aqueles com imunidade comprometida sofreram mais.[17] Como ocorre ainda hoje, a dieta na Europa ocidental naquela época era formada, em grande parte, por carne, pão, batata, banha, manteiga e queijo, com poucos alimentos frescos. No entanto, essa pandemia ocorreu durante a Primeira Guerra Mundial, e quase 2% dos afetados morreram em decorrência de uma infecção secundária: a pneumonia bacteriana. Ela afetou muitos jovens soldados, que estavam mais suscetíveis por causa dos quartéis cheios, dos esforços de combate e da guerra e da situação de má nutrição que contribuíram para baixar a sua imunidade.

No passado, os cientistas se concentraram nos efeitos das carências nutricionais sobre as pessoas, nunca nos micróbios que as atingiam. Agora, sabemos que micróbios cada vez mais perigosos são criados dentro de um hospedeiro com carências nutricionais — e as dietas de antes eram muito deficientes.

Sem o conhecimento acerca da necessidade de vitamina C, de muitos micronutrientes presentes em vegetais verdes, e da vitamina D, com adequada exposição ao sol — todos de difícil acesso no passado, durante o inverno, quando os alimentos frescos e a luz do sol eram escassos —, as epidemias virais eram comuns.

A associação entre má alimentação e epidemias tem sido percebida ao longo da história humana. Além disso, apesar de termos uma nova ciência, voltada para a proteção de doenças cardíacas, derrames, demência, câncer e infecções graves, ainda mantemos uma dieta com comprometimento nutricional e que tem resultados trágicos para a saúde.

Está na hora de abandonarmos nossa dieta de massa com baixo teor de gordura, frango, ou hambúrguer, e Coca-Cola. Precisamos esquecer a batata frita e começar a mudar o modo como pensamos a respeito do que comemos e seu impacto em nossa saúde. A relação entre uma boa alimentação e a superimunidade é uma oportunidade, um privilégio que deve ser aplicado e compartilhado. A ciência demonstra o papel fundamental dos compostos encontrados em vegetais crucíferos, vegetais crus, grãos, frutas, castanhas e sementes no fortalecimento da imunidade. *Todos* temos um potencial incrível de viver uma vida longa e saudável com a superimunidade. Os estudos epidemiológicos, os estudos de pesquisa controlados e a experiência clínica trouxeram à luz preponderância de evidências enormes e impossíveis de serem ignoradas. Não se trata de medicina *alternativa;* é uma medicina *progressiva,* uma *boa* medicina.

CAPÍTULO 2

O FRACASSO DA MEDICINA MODERNA

Meu marido e eu temos três filhos, e os três seguem a orientação nutricional do dr. Fuhrman desde que nasceram. Nenhum deles teve doenças graves. Nas raras vezes que têm febre (meu filho de seis anos teve cerca de três febres ao longo da vida, o de quatro anos, apenas uma, e meu filho de um ano e quatro meses não teve nenhuma), ela ocorre à tarde, mas vai embora quando eles acordam do cochilo ou na manhã seguinte. Não damos remédio para baixar a febre. Não os vacinamos contra a gripe. Nenhum de meus filhos teve gripe. Quando seus amigos e primos estão doentes, eles não pegam a doença. Doenças que duram semanas em outras crianças (tanto os filhos de minha cunhada quanto os filhos de minha irmã passam dias ou semanas doentes) passam perto de meus filhos sem deixar rastros.

Diana Ricci

Taxas altíssimas de mortalidade prevaleceram na Europa ao longo do período medieval como resultado de falta de higiene e de alimentos em quantidade insuficiente para uma população que crescia mais rápido do que a agricultura. Os índices de mortalidade aumentaram ainda mais em decorrência das guerras e da exploração de civis por parte de governantes autoritários. A vida para o cidadão comum, nessa época, era estressante e, frequentemente, curta. Mas sempre houve regiões no mundo e ao longo da história em que dietas relativamente saudáveis e ambientes pacíficos ajudaram a população a ter uma vida longa e boa. Por exemplo, os hunzas, povo do Himalaia, os nativos peruanos que viviam nos Andes e os okinawan, do norte do Japão, tinham expectativa média de vida bem superior à média moderna.

As principais causas de mortes prematuras nos séculos passados eram a violência e as infecções. As doenças infecciosas diminuíram sensivelmente nos últimos séculos, principalmente como resultado da disponibilidade de água limpa e, no último século, graças à invenção do vaso sanitário com descarga para eliminar os dejetos. Um declínio acentuado na maioria dos casos de infecção ocorreu conforme nossas práticas de higiene foram implantadas nas cidades e padronizadas no mundo moderno.[1] Esse declínio das doenças infecciosas devido à canalização (e não aos avanços da medicina!) é o principal fator que responde pelo aumento, de modo geral, na expectativa de vida percebida nos tempos modernos.

No entanto, não está claro se os adultos estão vivendo mais tempo do que viviam em séculos passados. Certamente, o tempo de vida *médio* dos adultos aumentou, principalmente porque menos bebês e crianças pequenas estão morrendo de infecções, e menos mulheres estão morrendo durante o parto. Apesar disso, a expectativa de vida dos adultos do sexo masculino (ou seja, não relacionados ao parto) não aumentou de modo significativo, porque a redução nas mortes na fase adulta por causa de doenças infecciosas foi mais do que compensada pelo aumento das doenças crônicas relacionadas a erros nutricionais e excessos alimentares. À medida que alimentos processados, *fast food* e produtos animais fabricados em massa passaram a ser a dieta normal, as doenças do coração, os infartos e o câncer aumentaram até tomar o espaço antes ocupado pelas doenças infecciosas.

Na verdade, para rebater o argumento de que estamos vivendo mais do que antes, basta lembrar que temos bons registros sobre a duração de vida de mais de 150 artistas do sexo masculino do Renascimento, que viveram no século XIV, e cuja a média de idade ao morrer era consideravelmente mais alta do que a do homem comum nos Estados Unidos hoje.[2] Os avanços na medicina e na farmacologia são os maiores responsáveis pelas grandes melhorias na saúde e por salvar vidas. Mas a realidade é esta: a assistência médica tem pouco efeito na qualidade geral de saúde ou mesmo na expectativa média de vida em sociedades modernas do mundo.

Na verdade, o acesso a serviços de saúde e os recursos investidos na assistência médica estão relacionados à diminuição da expectativa de vida saudável, e não ao seu aumento.[3]

A assistência médica de emergência é valiosa, mas no mundo moderno as emergências ligadas a lesões, acidentes e infecções não são mais as principais causas de morte. Doenças cardíacas, infartos e câncer são as três principais causas agora. Tratar as más escolhas nutricionais com remédios — escolhas que levarão à morbidade mais adiante, depois de anos e anos de abusos — nunca será uma solução eficaz.

A maior parte do que os médicos fazem para tratar as doenças de hoje tem pouco impacto no aumento da expectativa de vida; na maioria dos casos, é quase inútil. Por quê? Porque os remédios prescritos pelos médicos encorajam um estilo de vida arriscado por parte dos pacientes, que continuam a fazer escolhas alimentares que acabam com a saúde; eles dão, por assim dizer, "permissão" aos pacientes para que mantenham seus maus comportamentos, porque mascaram os sintomas das doenças. Os sintomas não são a verdadeira patologia (ou prejuízo); são apenas indicadores de que a patologia se desenvolveu. Tratar os sintomas não impede que a doença avance, o que, certamente, continuará a ocorrer. Essa "solução" é algo como o mecânico "consertar" a luz do óleo que está acesa no painel do carro simplesmente cortando o fio que acende essa luz. Se os remédios que mascaram os sintomas não existissem, mais modificações efetivas no estilo de vida poderiam ser feitas por insistência de médicos e enfermeiros e, assim, haveria mais chances de que fossem implementadas pelos pacientes e pela população em geral.

Quando pensamos nos riscos de qualquer medicamento ou intervenção médica, também temos que pensar nos benefícios das intervenções no estilo de vida, como evitar o sal, fazer exercícios, modificar a dieta e reduzir o peso — intervenções que não têm efeitos colaterais e cujo foco é acabar com a causa, e não apenas tratar os sintomas.

Remédios na Docelândia

John Abramson, professor de medicina em Harvard e autor do livro *Overdosed America*, explica que, ao pensarmos em uma intervenção médica, precisamos analisar o contexto, pois a informação que os médicos recebem é muito tendenciosa no que diz respeito à intervenção e ao tratamento. Os estudos são patrocinados, e os resultados, interpretados pelas empresas farmacêuticas ou, no mínimo, influenciados por seus patrocinadores. O que é publicado na maioria das revistas de medicina de grande prestígio já não é ciência séria, mas, essencialmente, anúncios de remédios. A informação trazida e passada aos médicos é moldada por seu valor comercial para as empresas de remédios, e o principal propósito é aumentar o lucro delas.

Os serviços de saúde modernos se transformaram em um braço de distribuição de remédios da indústria farmacêutica, e não em uma instituição preocupada, acima de tudo, em manter a saúde das pessoas. Um verdadeiro sistema de saúde voltado a maximizar o bem-estar dos pacientes procuraria promover hábitos saudáveis (como parar de fumar, exercitar-se e melhorar a dieta) e proteger contra exposição a produtos químicos, toxinas e outras causas conhecidas de doenças. Em vez disso, os remédios, com suas toxicidades e perigos, tornaram-se a principal intervenção em qualquer problema de saúde causado pela má alimentação.

Por exemplo, pensemos na eficácia de muitos remédios populares prescritos para baixar a pressão sanguínea ou o açúcar no sangue em diabéticos. Um estudo recente com mais de 90 mil pessoas com diabetes tipo 2 comparou os efeitos cardiovasculares em indivíduos tratados com metformina e um remédio da classe das sulfonilureias — dois dos remédios mais conhecidos. Assim como os resultados de estudos antigos, os pesquisadores encontraram maior possibilidade de morte em média, em cerca de 40% dos pacientes tratados com sulfonilureia, e um risco cerca de 25% mais alto de insuficiência cardíaca.[4] Para explicar de modo simples, diminuir a taxa de glicose no sangue com remédios não elimina as causas do diabetes tipo 2 — o sedentarismo e o aumento de peso causados por uma dieta rica em calorias e pobre em nutrientes. O excesso de gordura corporal bloqueia o funcionamento da insulina e força o pâncreas a produzir insulina em excesso. Com o tempo, o pâncreas exaurido “para”. Tomar remédios para forçar o pâncreas já cansado e com problemas para trabalhar mais só faz as células que produzem insulina morrerem mais depressa. Se você ainda mantém a mesma dieta causadora da doença, certamente ganhará mais peso, desenvolverá mais doenças cardiovasculares e acabará dependente de insulina.

A medicação tem se tornado o tratamento mais aceito para o diabetes — apesar de os próprios remédios promoverem ganho de peso e o aumento do apetite e poderem deixar o indivíduo mais diabético ainda. Esses remédios também aumentam de modo significativo a incidência de vários tipos de câncer.[5] Além de todos esses efeitos colaterais, o controle da glicose no sangue com remédios não tem se mostrado eficaz na diminuição do risco de morte — na verdade, ele aumenta esse risco. O estudo Accord (Action to Control Cardiovascular Risk in Diabetes) foi realizado para determinar se diminuir a glicose a níveis normais com remédios diminuiria o risco cardiovascular; mas o estudo foi interrompido quando os resultados mostraram que mais remédios para controlar o açúcar no sangue acabam por aumentar o risco de morte em decorrência de diversas causas, além de doença cardiovascular.[6] Se a causa principal não for abordada — uma dieta causadora de doenças —, simplesmente acrescentar mais e mais remédios é inútil.

Ao contrário do que acreditam as pessoas de modo geral, as tentativas de diminuir a pressão sanguínea com remédios têm consequências negativas similares. Pense, por exemplo, nos bloqueadores dos receptores de angiotensina (ARB), usados para tratar a pressão alta e a insuficiência cardíaca, e que são, na verdade, uma das categorias de remédios mais seguras que existem para baixar a pressão sanguínea. Eles agem bloqueando um sistema de hormônios que regula o tônus vascular e o equilíbrio entre água e sal para controlar a pressão sanguínea. O hormônio angiotensina pode afetar a sobrevivência das células e a angiogênese (formação de novos vasos sanguíneos), dois fatores importantes no desenvolvimento de tumores. A questão aqui é o receio de que esses remédios possam promover o crescimento de vasos sanguíneos, o que poderia possibilitar o crescimento de tumores e câncer.

Para determinar se os ARB afetam o risco de câncer, os cientistas realizaram uma meta-análise de vários estudos. Determinaram que os ARB oferecem um risco significativamente maior de um novo diagnóstico de qualquer tipo de câncer (8%) e um risco bem mais alto de câncer de pulmão (25%).[7] O estudo também revelou taxas mais altas de morte súbita por infarto, por ataque cardíaco e por derrame nos indivíduos que faziam uso de ARB em comparação com aqueles que tomavam placebos em dois estudos; esse dado ainda está sendo analisado pela FDA.[8]

Analisemos outra classe de remédios para a pressão sanguínea: os betabloqueadores. No teste Poise (Perioperative Ischemic Evaluation), realizado em 23 países, todos os 8.351 pacientes inscritos tomaram metoprolol (um betabloqueador comum) ou um placebo. Depois de trinta dias, a mortalidade geral (morte) foi mais alta no grupo tratado com o betabloqueador — 3,1% *versus* 2,3% —, e o grupo tratado com o remédio teve quase o dobro de incidências de derrame.[9] Uma outra análise não identificou nenhum subgrupo que tenha se beneficiado do metoprolol. A diminuição da pressão sanguínea por meios artificiais apresentava riscos claros: os remédios causavam mais mal do que bem.

Na verdade, não existem dados que sugiram que esses remédios impeçam os ataques cardíacos em pessoas saudáveis com pressão levemente elevada. A última revisão das evidências foi apresentada em uma edição de 2007 do *Journal of the American College of Cardiology*.[10] Apesar de os médicos terem passado três décadas usando os betabloqueadores para controlar a hipertensão, os autores desse trabalho perceberam que nenhum estudo mostrou que a terapia com betabloqueadores reduz a morte em pacientes hipertensos, mesmo em comparação a placebos. Uma avaliação realizada pelo respeitado Cochrane Database of Systematic Reviews descobriu, basicamente, a mesma coisa: a prescrição de betabloqueadores para baixar a pressão sanguínea não aumenta o tempo de vida.[11]

O uso sem controle de remédios para tentar reduzir os efeitos de nossa dieta repleta de toxinas tem uma série de riscos, como os resultados das pesquisas mostram. Remédios para baixar a pressão sanguínea também causam fadiga, tontura e perda de equilíbrio. Podem ser a causa de quedas de idosos, o que pode levar a fraturas no quadril, e diminuir a pressão arterial diastólica excessivamente (assim como diminuem a sistólica), o que aumenta o risco de arritmias cardíacas, com possibilidade de levar à morte.[12] Os remédios para a pressão arterial que diminuem muito a pressão diastólica também já demonstraram aumentar a ocorrência de fibrilação, outro sério distúrbio do ritmo cardíaco.[13]

Nos idosos, a pressão sanguínea moderadamente alta não é um fator de risco que aumenta a mortalidade, já a *pressão baixa* é: a pressão arterial abaixo de 140/70 costuma estar associada a uma taxa maior de mortalidade entre idosos, o que é mais fácil de verificar quando os remédios diminuem demais a pressão diastólica.[14]

A pressão sistólica é o primeiro número, o mais alto; representa a força do coração ao bombear contra a resistência oferecida pelas paredes das artérias. A pressão diastólica é o segundo número, mais baixo; representa a pressão contra as artérias durante o relaxamento e o enchimento do ventrículo esquerdo para recomeçar o batimento cardíaco. Quando os vasos sanguíneos enrijecem em decorrência de uma doença e da idade, a pressão sistólica aumenta porque as artérias não se expandem durante a sístole como deveriam, e a diastólica diminui porque a parede da artéria não se contrai mais como deveria.

Como o preenchimento da artéria coronária ocorre durante a diástole, as pessoas com doença arterial coronariana (DAC) correm risco maior de sofrer problemas isquêmicos no coração (causados pelo fluxo sanguíneo e oxigenação insuficientes) quando a pressão arterial diastólica cai abaixo de determinado nível. Isso porque, quando a pressão diastólica está muito baixa, o coração não volta a se encher de sangue de modo adequado durante a diástole. Quando os pesquisadores internacionais estudaram 22 mil pacientes em um estudo envolvendo 14 países, descobriram um aumento surpreendente de ataques cardíacos em pessoas cujos remédios diminuíam a pressão sanguínea diastólica para abaixo de 84. As pessoas com a pressão sanguínea diastólica abaixo de 60 sofreram três vezes mais ataques cardíacos em comparação com aquelas com pressão diastólica acima de 80! Naturalmente, torna-se necessário analisar dados de outros países para realizar uma pesquisa equilibrada.

Independentemente de se tratar de remédios para a gripe, antibióticos, analgésicos, vacinas ou medicação para diabetes e pressão arterial, a percepção falsa que se tem é de que essas intervenções prolongam muito a nossa vida. A confusão é compreensível: de modo geral, os estudos de remédios são feitos para esconder possíveis efeitos colaterais, e os resultados negativos de longo prazo decorrentes do uso de remédios costumam ser escondidos ou desconhecidos. Os efeitos colaterais e os riscos de usar vários remédios ao mesmo tempo são ainda maiores. Os perigos dessa conduta raramente investigada, são profundos e impossíveis de prever. Nos últimos anos, cada vez mais, os atendimentos em pronto-socorros ou as internações hospitalares têm tido como causa os efeitos dos remédios. Veja, por exemplo esta lista:[15]

Classe de remédios	Atendimento em pronto-socorros	Internações hospitalares
Antibióticos	95.000	131.300
Narcóticos	44.300	121.200
Anticoagulantes	29.200	218.800
Esteroides	13.300	283.700

O corpo humano é muito resistente e consegue se autorregular, mas os remédios não são capazes de nos fazer escapar das leis biológicas de causa e efeito. Quando nos prejudicamos pela exposição a dietas tóxicas que causam doenças, acabamos por desenvolvê-las.

Os remédios mascaram os defeitos celulares que ocorrem em reação à alimentação inadequada ao longo da vida.

A questão é que precisamos ser responsáveis por nossa saúde e precisamos prestar atenção às causas mais profundas das enfermidades. Precisamos adotar uma alimentação adequada e deixar de lado a ideia de que os médicos e a indústria farmacêutica são nossos salvadores, capazes de nos ajudar a viver mais e de modo produtivo.

Os prós e contras das vacinas contra a gripe

Todas as intervenções medicinais têm seus benefícios e riscos. E toda pessoa tem de colocar na balança esses alegados benefícios e os possíveis riscos. Mas, normalmente, os riscos de longo prazo dos medicamentos não são claramente expostos, e na maior parte das vezes, incorretamente analisados. Os supostos benefícios são quase sempre exagerados pelas empresas farmacêuticas e pelas autoridades em sua esfera de influência na saúde e no governo.

As vacinas contra a gripe têm benefícios e riscos também. Pesquisadores e médicos investigam essas questões e tentam definir se os benefícios são maiores do que os riscos, mas ninguém da área científica que estude essa questão pode concluir que as vacinas *estão isentas* de riscos. Então, para decidirmos se tomar a vacina contra a gripe é uma atitude inteligente e recomendável, precisamos analisar a eficiência das vacinas contra a gripe e, então, compará-la aos riscos conhecidos (e aos ainda desconhecidos). Saiba, porém, que a gripe é mais perigosa para as pessoas frágeis e mal nutridas; as pessoas saudáveis não têm muito o que temer em relação à gripe comum.

Fatos sobre a gripe

Sabemos que cerca de 10% dos moradores dos Estados Unidos contraem gripe uma vez por ano. Cerca de 100 mil são hospitalizados, e costuma-se dizer que 36 mil norte-americanos morrem vítimas de complicações da gripe todos os anos. Mas uma estatística mais antiga está sendo questionada agora. Um estudo recente de relatórios do governo oferece estimativas atualizadas a respeito das mortes associadas à gripe que ocorreram nos Estados Unidos durante as três décadas anteriores a 2007. O CDC (Centro de Controle e Prevenção de Doenças dos Estados Unidos) estima que, no período entre 1976/1977 e 2006/2007, as mortes associadas à gripe tenham variado de 3 mil a cerca de 49 mil por ano. Então, a média de 25 mil é mais exata.[16] A complicação mais grave e causadora de morte em alguém com gripe é a pneumonia bacteriana, que se desenvolve com mais frequência em idosos ou em indivíduos imunodeprimidos. Entre os sintomas da gripe, temos:

- febre alta;
- dor de cabeça;
- fadiga extrema;
- dores musculares;
- tosse, garganta inflamada, congestão nasal (comum, mas não universal);
- sintomas gastrintestinais, como náuseas, vômitos e diarreia (mais comuns em crianças).

Entre esses sintomas, as fortes dores de cabeça e as dores musculares costumam diferenciar a gripe de outras doenças virais (como os resfriados).

Após contrair a gripe comum, as pessoas continuam a transmiti-la por até uma semana. A boa notícia é que, se você é saudável, tem uma alimentação saudável e consome uma alta porcentagem de calorias provenientes de frutas, vegetais, sementes e castanhas, não precisa entrar em pânico. A gripe não é uma doença perigosa para pessoas saudáveis. Até mesmo as versões mais virulentas e perigosas da gripe, como a gripe aviária, têm poucas chances contra um sistema imune verdadeiramente saudável.

Cerca de 40% dos norte-americanos morrem de ataques cardíacos e derrames, mas quase todas essas mortes poderiam ser evitadas com uma boa alimentação. Cerca de 35% de todos os norte-americanos morrem de câncer; da mesma forma, a grande maioria dessas mortes são resultado de má alimentação. De fato, a premissa deste livro é de que a epidemia de câncer atual não é predominantemente genética; na verdade, é, acima de tudo, o resultado de sistemas imunológicos enfraquecidos em decorrência de uma alimentação ruim. Quando mantemos uma dieta pobre em nutrientes, as doenças surgem. Com uma boa alimentação, nosso corpo se torna um organismo milagroso e resistente a doenças. E a gripe não é exceção.

Os supostos benefícios das vacinas contra a gripe

A questão não é se a gripe pode ser prejudicial ou mesmo se, em casos raros, pode causar a morte; sabemos que isso pode ocorrer. A questão é analisar em que grau a morbidade e a mortalidade podem ser reduzidas com as vacinas. A vacina contra a gripe costuma ser citada como uma maneira de reduzir a morbidade e a mortalidade associadas à infecção, e o CDC recomenda a vacinação mundial contra a gripe para todos os indivíduos a partir dos seis meses ou mais. Mas a vacina é realmente eficiente?

Pela primeira vez, as recomendações do CDC incluem adultos saudáveis que não têm contato com indivíduos com alto risco de sofrer complicações da gripe. A recomendação para a vacinação de adultos saudáveis se baseia em várias suposições, entre elas as de que a vacina:

- reduzirá o número de casos de gripe;
- reduzirá as complicações da gripe;
- reduzirá a transmissão da gripe;
- alcançará esses objetivos *com segurança*.

Mais de 200 vírus diferentes causam a gripe e doenças parecidas com a gripe, cujos sintomas incluem febre, tosse, dor de cabeça, dor e desconforto muscular, e coriza. Mesmo na melhor situação, durante os anos em que as variações mais comuns de *influenza* A e B foram corretamente previstas e incluídas na produção de vacinas da estação seguinte, a vacina contra a gripe ainda cobriu menos de 10% dos vírus que circularam gerando essas doenças. No mundo real, as cepas virais escolhidas para a vacina simplesmente não correspondem exatamente àquelas que circulam; apenas uma correspondência parcial é obtida. Então, qual é a eficácia da vacina contra a gripe na sua prevenção?

Além disso, a vacina consegue prevenir as *complicações* da gripe, que ocorrem muito raramente entre adultos sem nenhuma doença crônica? A melhor maneira para responder a essas perguntas é observar a análise do já citado e muito respeitado Cochrane Database of Systematic Reviews, que investiga esses assuntos. O Cochrane vê pouca evidência da eficiência da vacina.[17]

Esses pesquisadores revisaram bases de dados médicos até junho de 2010 para testes randômicos e controlados relativos às vacinas contra a *influenza*. Os testes não randômicos também foram incluídos quando ofereciam dados de segurança a respeito da vacina.

O principal resultado do estudo foi o número de infecções e a gravidade dos sintomas da infecção. Os pesquisadores também acompanharam os índices de complicações da *influenza* e o número de dias de trabalho perdidos. Por fim, foi avaliado o risco de efeitos adversos associados à vacina contra a *influenza*. A avaliação incluía cinquenta estudos envolvendo mais de 70 mil participantes. Considerando a intensidade com que as autoridades de saúde norte-americanas defendem a vacina contra a gripe, as descobertas foram surpreendentes: essa análise independente dos dados revelou que a vacina *não afetou* o número de pessoas hospitalizadas nem as faltas ao trabalho. Além disso, nenhuma das vacinas contra a *influenza* teve efeito significativo na redução do risco de complicações da *influenza* entre adultos saudáveis. Esses pesquisadores também analisaram o risco de reações adversas associadas ao uso da vacina da *influenza*. A análise determinou que a vacina pode provocar 1,6 caso extra de síndrome de Guillain-Barré para cada milhão de vacinas aplicadas. A síndrome de Guillain-Barré é um distúrbio dos nervos que começa com perda da sensibilidade e progride para a fraqueza muscular e paralisia, inclusive a incapacidade de respirar.

De modo geral, a análise descobriu indícios de que a vacinação universal deixava a desejar e criticaram as recomendações do CDC para adultos saudáveis.

A revisão do Cochrane deixou claro que cerca de metade dos testes analisados foram patrocinados por indústrias de vacinas e observaram que, nesses casos, os resultados são questionáveis, já que tais testes incluem apenas condições ideais de combinação de vírus e limita o monitoramento dos prejuízos causados por elas. Os pesquisadores do Cochrane perceberam uma grande manipulação das conclusões em estudos patrocinados por fabricantes de vacinas. Contudo, mesmo quando analisamos esses estudos tendenciosos, nos quais a vacina combinou bem com o vírus em circulação, vemos que a vacina contra a *influenza* estava longe de ser eficiente no combate a infecções, que não tinha impacto no número de faltas ao trabalho, e não impedia as complicações da *influenza*.

A análise do Cochrane também observou de modo específico a vacina infantil contra a gripe. Depois de avaliar os dados em 51 estudos que abordavam a eficiência e a segurança das vacinas em crianças, os pesquisadores ficaram chocados com a política de vacinação universal do governo norte-americano. Descobriram que, em crianças com menos de dois anos, a eficiência da vacina era similar à de um placebo. Também perceberam que era impossível analisar a segurança das vacinas pelos estudos disponíveis, devido à falta de dados registrados nos testes. Mais preocupante ainda foi a conclusão de que os dados a respeito da segurança não eram plausíveis o bastante devido à clara evidência de os estudos serem tendenciosos. Os autores do estudo criticaram as decisões do CDC, afirmando que, "se a imunização de crianças será recomendada como política de saúde pública, estudos em larga escala que avaliem seus resultados e comparem diretamente os tipos de vacina precisam ser feitos urgentemente".[18]

Mesmo entre os idosos, que correm mais risco de morrer por causa de infecções, os estudos a respeito da vacina contra a gripe não são muito favoráveis. Uma análise da vacina contra *influenza* entre adultos de 65 anos ou mais sugeriu que ela tinha eficácia questionável.[19] Apesar de a vacinação aparentemente reduzir os sintomas da *influenza*, a baixa qualidade da pesquisa realizada impediu que se extraísse uma conclusão definitiva a respeito da eficiência da vacina para impedir as complicações da *influenza*, mesmo nessa população de alto risco.

O fato de a vacina contra a gripe ser muito estimulada pelo governo e pelas autoridades de saúde apesar dos poucos benefícios aumenta a desconfiança sobre todo o sistema de saúde/farmacêutico público, dando a impressão de que há conluio e conflito de interesses. Essa situação reflete um problema básico da assistência à saúde hoje: as autoridades governamentais que moldam nossas decisões pessoais de saúde são muito influenciadas pelos interesses comerciais que envolvem doações políticas por lobistas poderosos e por especialistas patrocinados pela indústria de medicamentos.

Os cientistas do Cochrane Database of Systematic Reviews foram muito incisivos na crítica que fizeram sobre os esforços da saúde pública nos Estados Unidos, que tenta, de forma intensa, promover maior adesão da população à vacina: "Os autores do CDC claramente não comparam a interpretação com a qualidade das evidências, mas citam qualquer coisa que apoie sua teoria."

Não surpreende, portanto, que quase todos os quinze membros do Comitê de Consulta para as Práticas de Imunização tenham elos financeiros com a indústria de vacinas! O CDC os isenta das regras que entram em conflito com seus interesses. A experiência profissional deles contribui para o desenvolvimento de seu conhecimento sobre imunização — pelo menos é o argumento que o CDC utiliza para justificar as isenções.[20]

Os riscos conhecidos das vacinas contra a gripe

Se você ler a respeito da vacina contra a gripe nas informações fornecidas pelo fabricante, verá que cada dose contém traços de formaldeído e 25μg de timerosal (composto que contém mercúrio), este último usado como conservante. Até mesmo a injeção de uma pequena quantidade de mercúrio todos os anos pode aumentar o risco de uma pessoa sofrer de neurotoxicidade mais tarde, risco cuja extensão atualmente ainda é difícil de determinar.

Sabemos que esses riscos são cumulativos ao longo da vida e que o corpo jovem e em desenvolvimento é mais suscetível aos efeitos prejudiciais de substâncias tóxicas. A American Academy of Pediatrics (Academia Americana de Pediatria) e o Serviço Público de Saúde dos Estados Unidos, uma agência federal, emitiram um comunicado pedindo a remoção do mercúrio de todas as vacinas. A exposição crônica ao mercúrio, mesmo em baixas doses, pode causar leves anormalidades neurológicas que surgem mais tarde na vida. Levando em conta todas as vacinas que as crianças tomam, adicionar a da gripe a essa mistura e aplicá-la todos os anos é algo que deveríamos analisar com muito cuidado — e, de fato, a literatura científica tem se questionado a esse respeito.

Se vamos aconselhar a todos, desde a infância, que tomem todos os anos a vacina contra a gripe, os efeitos dela a longo prazo devem ser estudados. A vacina contra a gripe ainda não foi avaliada a ponto de se saber qual é seu potencial carcinogênico, e ainda não foram realizados estudos de reprodução animal ao longo de muitos anos — ou seja, ainda não foram feitos testes com animais para saber se a vacina causa defeitos em fetos ou problemas de desenvolvimento.

Entre as reações adversas à vacina *conhecidas*, de acordo com o fabricante, estão artralgia (dores nas articulações), linfadenopatia (inchaço das glândulas linfáticas), prurido, vasculite (inflamação das artérias) e outros problemas relacionados à toxicidade. Reações alérgicas, como urticária, anafilaxia, distúrbios neurológicos, como neurite, encefalite e neurite ótica, e distúrbios desmielinizantes (como esclerose múltipla), além da já mencionada síndrome de Guillian-Barré, já foram temporariamente associados à vacina da *influenza*. Provavelmente mais correlações serão feitas: no ciclo de vida comum de uma droga, conforme o tempo passa, mais efeitos colaterais costumam surgir. Recentemente, as vacinas contra a *influenza* têm sido apontadas como causadoras de púrpura de Henoch-Schonlein, uma doença rara, porém grave, que pode causar falência renal.[21]

Cada pessoa precisa assumir ou não a relação risco-benefício para ela mesma e para seus filhos, porque complicações sérias e até a morte por causa de uma simples doença viral, como a gripe, podem ocorrer. Ainda assim, com a eficiência limitada das vacinas de hoje, os benefícios, mesmo em grupos de alto risco, são poucos.

A comunidade científica reconhece que certas pessoas correm mais risco de serem prejudicadas ou de morrerem por causa da gripe. As pessoas com sistema imunológico enfraquecido, por exemplo, correm mais risco quando pegam uma infecção de qualquer tipo. Nesse grupo, estão:

- idosos com mais de 75 anos;
- quem sofre de problemas crônicos de saúde, como diabetes, quem já passou por transplante de órgãos ou quem tem aids;
- dependentes de esteroides ou de outros remédios imunossupressores para combater doenças autoimunes;
- pessoas significativamente imunodeprimidas (como as pessoas com aids ou câncer);
- bebês e crianças pequenas, com menos de dois anos, que não foram amamentadas;
- fumantes ou quem se alimenta basicamente de *junk food* e outros tipos de *fast food* ou alimentos processados ricos em caloria e pobres em nutrientes.

Uma leve redução da virulência da *influenza* nesses grupos, ainda que de algumas cepas apenas, pode ser benéfica. No entanto não é o que ocorre com as crianças saudáveis ou com os adultos com função imune normal — principalmente se mantiverem uma alimentação nutritiva e tiverem reservas nutricionais adequadas, inclusive de vitamina D.

Prefiro alimentar meus filhos de modo saudável, que os proteja contra todas as doenças e que simplesmente permita que seu sistema imunológico lide com a gripe, se for o caso. Meus quatro filhos, que atualmente têm entre 10 e 24 anos, quase nunca adoeceram por mais do que alguns dias durante toda a vida, nunca tiveram uma infecção de ouvido ou precisaram de antibiótico, e nunca, até onde me lembro, tiveram gripe. Talvez a boa alimentação tenha algo a ver com isso.

Todos deveríamos, até certo ponto, temer a gripe. Talvez esse medo nos incentivasse a mudar de atitude e começar a comer grandes quantidades de alimentos naturais ricos em nutrientes. Atualmente, não fazemos isso, de modo geral, mas, se o fizéssemos, o medo da gripe poderia salvar milhões de vidas, porque a mesma dieta saudável que protege contra a gripe também protege contra muitos tipos de câncer, doenças cardíacas, diabetes, obesidade, asma e outras doenças.

Outros problemas relacionados à gripe

Apesar de a vacina contra a gripe dividir opiniões hoje em dia — o que era de se esperar, como vimos —, há outros problemas relacionados à gripe que devem ser considerados.

Mais opções de remédios contra a gripe

Quando você pega uma gripe, muitos médicos prescrevem remédios com a promessa de que o farão melhorar. Três remédios antivirais: amantadina (comercializada com o nome de Symmetrel), rimantadina (Flumadina) e oseltamivir (Tamiflu) estão disponíveis nos Estados Unidos para tratar a *influenza*. Esses remédios são apenas parcialmente eficientes e ineficazes se não forem administrados até dois dias depois do surgimento dos sintomas. Como todo remédio prescrito, apresentam sérios riscos. Além dos efeitos colaterais mais comuns, como náusea, vômitos, tontura e insônia, reações adversas raras, mas graves, foram relatadas, incluindo depressão, suicídio e uma reação potencialmente fatal chamada síndrome neuroléptica maligna, que causa febre alta, rigidez muscular e alterações mentais.

O uso geral desses medicamentos tem uma proporção risco-benefício baixa, principalmente porque é difícil diferenciar a *influenza* de outras infecções virais semelhantes, para as quais esses medicamentos *não* seriam indicados.

Grande parte das prescrições para esses remédios é feita sem identificação clara acerca do vírus da gripe responsável. O diagnóstico da gripe demora, e, quando a pessoa encontra um médico que faz um diagnóstico correto, o intervalo durante o qual esses remédios seriam eficientes já passou. Centenas de milhares de doses de Tamiflu são prescritas todos os anos, e, em mais de 90% dos casos, elas são usadas depois do período crítico em que o remédio teria a possibilidade de ajudar. Isso aumenta o risco de as pessoas sofrerem com os efeitos colaterais causados pelo remédio, *sem qualquer benefício potencial.*

Uma baixa relação risco-benefício tornaria difícil alguém recomendar o uso geral desses remédios. No entanto, eles podem ser adequados no caso de uma epidemia em uma casa de repouso ou hospital — locais onde há pessoas de alto risco em contato próximo umas com as outras e onde um diagnóstico precoce da gripe possa ser confirmado.

A proteção da boa higiene

Quase todos os anos, a época de gripe parece trazer grande ansiedade e medo, principalmente entre os pais de crianças pequenas. Em meio a toda a histeria e preocupação da mídia, devemos ponderar bem para não tomarmos a decisão errada e usar medicamentos que podem causar mais danos do que benefícios.

O importante é que a maioria dos norte-americanos pode e deve tomar medidas para reduzir a probabilidade de pegar uma doença infecciosa como a gripe. Os vírus se espalham, principalmente, por meio do contato mão-rosto. Também podem se propagar quando uma pessoa doente tosse ou espirra, espalhando os vírus de modo que outras pessoas acabam inalando-os. Uma pessoa pode passar a doença adiante um dia antes de desenvolver os sintomas e de sete a dez dias depois de os primeiros sintomas surgirem. Aqui estão algumas medidas que você pode tomar para diminuir a possibilidade de pegar gripe:

- *evite tocar o rosto em lugares públicos e logo depois de ter estado neles, até poder lavar bem as mãos.* A transmissão da gripe e de outros vírus por contato direto é mais comum do que a transmissão por meio de espirros ou tosse. Muitos dos vírus mais preocupantes podem ser transmitidos pelas superfícies em locais públicos ou pelas pessoas tocando umas às outras — por meio do aperto de mãos, do toque em maçanetas e do compartilhamento de canetas. Se você for a um banheiro público para lavar as mãos enquanto está na rua, use uma toalha de papel para fechar a torneira e abrir a porta ao sair do banheiro, a fim de manter as mãos limpas;

- *mantenha as crianças em idade pré-escolar em casa.* Locais compartilhados por muitas crianças com coriza são solo fértil para os vírus, por isso não deixe seu filho em ambientes assim, a menos que precise muito. O último lugar ao qual você deve ir com uma criança doente é o pronto-socorro ou um consultório médico, por serem lugares onde a chance de pegar uma doença infecciosa será muito grande;

- *se ficar gripado, fique em casa.* Beba água ao longo do dia todo, em vez de beber uma grande quantidade de uma vez só. Coma pouco; se estiver com fome, escolha alimentos leves, principalmente sucos de fruta e saladas. Quando você adoece, é importante não sobrecarregar o corpo fazendo-o digerir refeições pesadas. A perda de apetite é uma maneira que o corpo tem de ativar a reação imune de modo mais eficaz.

Saiba quando ligar para o médico

Não recomendo que você procure um médico ou ajuda médica se tiver um resfriado comum ou com sintomas virais, como coriza, febre e dores pelo corpo, porque tratar esses sintomas com remédios não traz grandes benefícios. Quando uma gripe forte ocorre, o motivo principal para internação, grave adoecimento e até morte é a complicação da pneumonia. Em vez de ligar para o médico logo de cara, observe se está ocorrendo uma piora do quadro geral, principalmente se a respiração está se tornando mais difícil. Os sintomas que sugerem a necessidade de atendimento médico são:

- respiração ofegante;
- respiração com roncos ou sons parecidos com assovios;
- respiração difícil (em crianças, há retração dos músculos das costelas);
- dor abdominal (mais comum em crianças);
- mudanças no comportamento ou na situação mental, como desorientação ou desatenção;
- diarreia ou vômito persistentes (mais comuns em crianças), principalmente se a pessoa não conseguir manter líquidos no estômago;
- febre persistente acima de 39°C durante três dias.

Prefira a boa alimentação à medicação

Você se lembra de que eu falei sobre a primeira aula de farmacologia que tive na escola de medicina, quando o professor nos disse que todos os remédios são tóxicos? As palavras dele ainda são verdadeiras, e nós, médicos, precisamos ensinar nossos pacientes a evitá-los. As pessoas não conseguem se tornar saudáveis ingerindo remédios.

Até os produtos naturais que têm efeitos farmacológicos funcionam por conta das propriedades *tóxicas*, não pelo seu conteúdo nutritivo. Ao escolher viver de modo saudável, você limita a sua exposição a todos os tratamentos e remédios que poderiam comprometer ainda mais sua saúde a longo prazo.

É importante entender que as escolhas que você faz hoje podem condená-lo ou protegê-lo daqui a trinta a sessenta anos, pois a saúde é complicada.

Todos os fatores ambientais que contribuem para o desenvolvimento do câncer ainda não são conhecidos. No entanto, aprendemos muito sobre suas causas e a capacidade de combater doenças de um sistema imunológico bem nutrido nos últimos anos. Temos hoje conhecimentos disponíveis para fazer um trabalho muito melhor do que nossos ancestrais fizeram para aumentar a imunidade natural, com enorme potencial de aumentar nossa expectativa de vida saudável. Com base em minha pesquisa e observação dos resultados dos pacientes nas últimas décadas, acredito que a maioria de nós conseguiria estender seu tempo de vida de modo a passar dos 95 anos (em boas condições). No entanto, não vamos vencer a guerra contra o câncer e outras doenças que colocam nossa vida em risco com mais remédios e mais dinheiro dedicado aos cuidados e aos remédios.

Ao adotar um estilo de vida e uma dieta de proteção, e ao fazer mudanças para manter a saúde e diminuir os riscos de doenças graves, podemos obter grandes benefícios. Só o esforço sério conseguirá uma mudança real e positiva, em qualquer aspecto da vida. Quando nos alimentamos visando à superimunidade, nós nos protegemos não apenas das doenças, mas também dos efeitos prejudiciais dos remédios. Você pode ter uma saúde excelente, mas não pode comprá-la; precisa conquistá-la.

CAPÍTULO 3

SUPERALIMENTOS PARA A SUPERIMUNIDADE

Em maio de 2003, fui diagnosticado com um linfoma de Hodgkin em estágio 4. Meu médico no Sloan Kettering discutiu comigo as medidas que poderiam ser tomadas para tratar minha doença "crônica" e mortal. Naquele momento, minha única opção era "esperar para ver", já que não corria o risco de morrer imediatamente. Em algum momento do caminho, recebi a notícia de que provavelmente precisaria fazer terapias mais incisivas, como quimioterapia, para "administrar" a doença. Durante os primeiros dias de pânico, minha irmã me levou diretamente ao dr. Fuhrman. Acredito que as lições que aprendi com ele nos últimos anos literalmente salvaram a minha vida.

A primeira coisa que o dr. Fuhrman fez foi me explicar como as toxinas relacionadas a tipos de câncer como o meu costumam ficar abrigadas nos tecidos adiposos das pessoas. Ele me falou sobre como seria importante perder peso e, com isso, muitas toxinas que poderiam estar causando a disfunção celular. Além disso, ele me ensinou quais alimentos eu deveria evitar, quais deveria comer para ter uma boa nutrição e quais ajudariam meu organismo a lutar melhor contra a doença... além de como prepará-los. Quando experimentei uma "vitamina verde" pela primeira vez, perdi totalmente a vontade de comer. Mas agora adoro as minhas refeições nutritivas. Além de me prescrever essa nova alimentação, o dr. Fuhrman também recomendou certos suplementos que complementariam minha dieta. Perdi cerca de 20kg nos primeiros três meses da dieta "comer para viver". Minha taxa de colesterol caiu de 238 para 164. Os outros exames de sangue estavam excelentes e con-

tinuam assim até hoje. E, consulta após consulta ao oncologista, minha doença não parecia estar progredindo além do tumor que havia em minha virilha. Após dois anos e meio de discussão a respeito da possibilidade de me submeter à quimioterapia sistêmica, o tumor desapareceu, e não voltou desde então. Na verdade, nenhum sinal da doença foi detectado a partir daquele momento. E vamos torcer para que não apareça.

Acho que meu nível de energia nunca foi tão alto quanto agora, nem mesmo quando eu era jovem. E, aos 63 anos, sou uma prova viva da maravilhosa abordagem do dr. Fuhrman para combater as doenças e manter uma saúde excelente. Eu ainda vou ao oncologista para realizar exames periódicos, e todos são muito satisfatórios. Os exames sempre indicam que a composição química de meu corpo está normal e que não há tumores. Eu me considero uma mulher saudável e que aproveita a vida ao máximo. E, apesar de não desejar mal a ninguém, não me surpreenderia se vivesse por mais tempo do que os oncologistas tradicionais que conheci (a menos, é claro, que eles sigam o meu exemplo e comecem a prestar atenção na sua alimentação!).

Irene Zabransky

Certos vegetais contêm grandes quantidades de substâncias que melhoram a função imunológica humana e as defesas contra doenças agudas e crônicas. Criar receitas e menus deliciosos à base desses superalimentos é o objetivo final (veja o último capítulo); no entanto, aprender por que determinados alimentos são escolhidos e combinados é essencial para o sucesso dessa empreitada a longo prazo.

Foi só nos últimos dez anos — mais de trinta anos após o primeiro homem pousar na Lua pela primeira vez — que os cientistas começaram a identificar certos compostos de plantas que têm poderosos efeitos anticancerígenos nos seres humanos.

Recentemente, os poderosos efeitos anticancerígenos e fortalecedores do sistema imunológico de vegetais, cogumelos, cebolas, romãs/frutas vermelhas e sementes têm sido mais especificamente observados pelos cientistas. Essa nova atenção levou a testá-los em estudos com seres humanos. Até hoje, em todos os resultados, mesmo uma quantidade moderada desses alimentos ofereceu benefícios significativos. Por exemplo, acrescentar cogumelos, cebolas, vegetais e frutas vermelhas à dieta diminui os índices de câncer.

No entanto, meu argumento e as recomendações são para que as pessoas não apenas comam esses alimentos, mas que os ingiram em quantidades significativas. A consequência inevitável da mudança para uma dieta com alimentos que fortalecem o sistema imunológico e combatem o câncer é a superimunidade — imunidade que pode ajudar você a envelhecer com confiança, sem medo, e com saúde. Temos que aprender que a doença e as enfermidades não são consequências inevitáveis do envelhecimento, e cabe a nós termos o controle para *não* adoecer.

A linha de pesquisa que testa uma combinação de superalimentos nos seres humanos deve continuar, e certamente será necessário muito mais patrocínio e apoio. Conforme seguimos adiante com mais estudos sobre os benefícios comprovados dos superalimentos, não podemos deixar de tomar providências imediatas, graças à preponderância de evidências disponíveis hoje. Ficarmos estagnados pensando que ainda não há evidências suficientes é uma decisão que pode pesar no futuro; esse é um dos motivos pelo qual este livro é tão importante.

Minha experiência no tratamento de mais de dez mil pacientes nos últimos vinte anos, indicando dietas ricas em micronutrientes, tem demonstrado o extraordinário potencial terapêutico de uma boa alimentação para uma série de problemas graves de saúde. Já tive a oportunidade de ver a reação clínica notável em uma ampla gama de pacientes com doenças que variavam de asma e alergias a problemas cardíacos e câncer, e já vi milhares de indivíduos melhorarem e prolongarem a vida. Gostaria muito de aconselhá-lo a começar agora; não espere até que uma tragédia que poderia ser evitada aconteça.

O seguinte estudo de caso revela os incríveis benefícios da superimunidade. *Não* estou afirmando que todos ou que a maioria dos casos de câncer em estágio avançado possa ser revertida; mas já tive a feliz oportunidade de ver casos dramáticos como o de Pam serem revertidos — casos que demonstram o poder que a boa alimentação tem de melhorar a sobrevivência a longo prazo.

A autora de livros infantis Pamela Swallow procurou minha ajuda em dezembro de 1997, quando descobriu um câncer de ovário com metástase que havia se espalhado para os pulmões e para o abdome. Seus pulmões tiveram de ser drenados para que ela conseguisse respirar. Pam sabia que tinha de fazer o que fosse possível para combater essa doença que costuma ser fatal. As estatísticas para esse tipo de câncer em estágio 4 (o estágio em que ela se encontrava quando a conheci) mostram um índice de sobrevivência de apenas 10% após cinco anos e um índice de sobrevivência ainda menor após dez anos.[1] Isso porque o câncer de ovário em estágio 4 é difícil de ser removido totalmente com cirurgia, e a quimioterapia disponível não consegue erradicar todos os resquícios de câncer.

Muitos médicos tinham dito a ela que sua única opção nessa difícil luta era a quimioterapia e mais cirurgias. Pam pensou que melhorar e fortalecer seu sistema imunológico seria essencial para sua cura, por isso investigou mais; e logo acabou sendo encaminhada a mim.

Depois de conversamos muito tempo sobre todas as maneiras que o sistema imunológico dispõe para combater o câncer e atacar as células cancerígenas isoladas conforme aparecem, Pam começou a se sentir esperançosa de que conseguiria sobreviver.

Ela se submeteu à quimioterapia para o câncer de ovário, mas quando os tratamentos começaram a lhe causar mal-estar, passou a fazer vitaminas verdes, repletas de micronutrientes. Ela e o marido começaram a cultivar vegetais orgânicos e compraram um freezer a mais para conservar os alimentos que não conseguissem consumir imediatamente. Depois disso, Pam venceu as estatísticas!

Até hoje, ela continua seguindo o protocolo de fortalecimento imunológico que estabeleci para ela quinze anos atrás; o câncer não voltou, e ela continua muito saudável. E diz: “A abordagem do dr. Fuhrman sobre a saúde é tão sensata e tão gratificante que não consigo me imaginar vivendo de outro modo.”

A solução contra o câncer

O processo de metilação envolve a adição de uma molécula simples de quatro átomos (um de carbono e três de hidrogênio, conhecidos como "grupo metil") a um gene.

A modificação do DNA humano por meio da adição (ou remoção) desses grupos metil nos genes está associada a um risco maior de câncer. No estudo sobre as causas do câncer, observa-se que a metilação e a desmetilação criam mudanças na molécula de DNA, e essas mudanças propiciam o surgimento precoce e o desenvolvimento acelerado do câncer. Quando um gene é metilado ou desmetilado, funciona de modo diferente do normal — a metilação liga ou desliga certas partes do DNA. Como resultado, as mudanças da metilação interferem na divisão normal das células, permitindo que algumas cresçam de modo descontrolado causando o câncer.

Vejamos um interessante estudo realizado com mais de mil fumantes e ex-fumantes. Eles expeliram catarro do fundo de seus pulmões para que fossem procuradas células do tecido pulmonar. As células do pulmão foram analisadas em busca de metilação em oito genes principais, selecionados porque esses genes tinham sido associados ao risco de câncer. Os pesquisadores contaram as células com alta metilação e usaram isso como indicativo do risco de câncer. A seguir, os pesquisadores analisaram a dieta dos indivíduos e descobriram que o risco de câncer, como foi definido pela metilação nas células, era menor nas pessoas que ingeriam mais vegetais verdes folhosos.

É muito incomum nascer com DNA danificado. Esse tipo de dano ocorre com o passar do tempo devido à exposição a toxinas ou à falta de micronutrientes. Os micronutrientes presentes nos vegetais verdes não apenas impedem esse prejuízo como também reparam e recuperam qualquer dano que possa ter ocorrido.

As mudanças no DNA de uma célula que levam ao câncer são chamadas "epigenéticas". São mudanças graduais que ocorrem com o tempo e se acumulam até haver dano suficiente para atingir mecanismos de controle das células normais. O câncer não aparece do nada; ele ocorre após muitos anos de abuso, mas, nesse caminho até a carcinogênese, as mudanças podem ser interrompidas e revertidas muito antes de as células se tornarem cancerígenas.[2]

As pessoas que ingerem mais vegetais verdes folhosos têm o que podemos chamar de DNA com menor risco — menos metilação anormal —, segundo os estudos. O fenômeno da metilação, sua relação com o câncer e a prevenção da metilação aberrante pela ingestão de vegetais verdes têm sido notados também em muitos estudos.[3] Os compostos fitoquímicos presentes nos vegetais verdes — você se lembra de nossa discussão anterior? — não apenas impedem a metilação e a desmetilação aberrantes, mas também permitem os mecanismos de recuperação das células restaurar segmentos inadequadamente metilados do DNA.

É assim que o modelo proposto funciona:

mais vegetais verdes → menos metilação do DNA → risco menor de câncer

Isso também pode ser expresso pelo modelo oposto:

menos vegetais verdes → mais metilação do DNA → risco maior de câncer

Crucíferos que combatem doenças

Alguns vegetais verdes, como couve-manteiga, repolho, couve-portuguesa e brócolis, além de alguns vegetais que não são verdes, como couve-flor e nabo, são chamados vegetais "crucíferos" por causa de suas flores, que têm quatro pétalas igualmente espaçadas em formato de cruz — daí a palavra "crucífero". *Todos* os vegetais têm micronutrientes protetores e fitoquímicos, mas os vegetais crucíferos têm uma composição química única: compostos que contêm enxofre, responsável pelo sabor picante ou amargo. Quando as paredes de suas células se quebram ao serem trituradas ou picadas, uma reação química ocorre e transforma todos os compostos com enxofre em isotiocianatos (ITC) — série de compostos com efeitos comprovados de fortalecimento do sistema imunológico e de ação anticancerígena.

Vegetais crucíferos como anticancerígenos

Mais de 120 ITC já foram identificados, os quais têm diferentes mecanismos de ação. Como diferentes ITC atuam em diferentes pontos da célula, e em diferentes moléculas, eles podem ter efeitos aditivos combinados, atuando de modo sinergético para remover carcinógenos e matar células cancerígenas. Além disso, alguns ITC têm efeitos anti-inflamatórios, antioxidantes e até imunológicos. Os ITC podem inibir a angiogênese, processo pelo qual um tumor promove o crescimento de vasos sanguíneos para alimentar e multiplicar suas células cancerígenas em crescimento. Células cancerígenas e malignas secretam substâncias que estimulam o crescimento de novos vasos sanguíneos, o que possibilita sua sobrevivência e difusão. Um passo essencial da formação do câncer é o surgimento de novos vasos sanguíneos; os alimentos que inibem a angiogênese são agentes reconhecidos anticancerígenos e eficazes. (Falaremos mais sobre isso quando chegarmos aos cogumelos!)

Certos ITC desintoxicam e/ou removem compostos carcinogênicos — principalmente os vegetais verdes crucíferos, como brócolis e couve-de-bruxelas — ricas fontes do ITC sulforafano.[4] O sulforafano impede os carcinógenos de se unirem ao DNA e conseguirem iniciar mudanças cancerosas na célula, além de ativar enzimas que protegem as células do DNA de possíveis danos.[5] Os ITC dão a cada célula uma camada protetora, isolando as toxinas destrutivas e neutralizando-as ou bloqueando-as, para que não possam causar danos. Mas, se o DNA realmente for danificado, o crescimento de uma célula danificada pode ser impedido, permitindo a recuperação do DNA; ou a célula pode ser programada para morrer (mais uma vez, "apoptose").

Os processos que protegem o interior das células dos danos só podem ser alimentados por esses compostos presentes nos vegetais verdes. Diversos ITC, incluindo sulforafano, indole-3-carbinol e diindolilmetano, têm sido estudados por causa de sua suposta habilidade de impedir o crescimento de células cancerígenas ou eliminá-las, como aquelas relacionadas ao câncer de mama ou de cólon.[6] Outros ITC com forte atividade anticancerígena são o feniletil isotiocianato (PEITC) e o alil isotiocianato (AITC).

Aparentemente, o corpo humano já está programado para combater as infecções e o câncer. O sistema imunológico é como um campo de força protetor em um filme de ficção científica, mas quase ninguém o aciona porque não alimenta o motor do campo de força, que funciona movido a vegetais verdes.

O indole-3-carbinol (I3C) e seu metabólito, o diindolilmetano (DIM), podem proteger contra certos tipos de câncer sensíveis a hormônios; eles ajudam o corpo a transformar o estrogênio e outros hormônios em formas mais facilmente elimináveis do corpo.[7] Os metabólitos como o DIM são parte do processo bioquímico natural de degradação e eliminação do composto principal.

Essas observações acerca da cultura de células têm sido confirmadas por estudos epidemiológicos que analisam as relações entre a ingestão de vegetais crucíferos e a incidência de câncer.

À medida que aumenta a ingestão de vegetais crucíferos, a incidência de câncer de pulmão, de próstata e colorretal diminuem. Associações similares que relacionam a ingestão total de vegetais à menor incidência de câncer têm sido notadas, mas os vegetais crucíferos são muito mais poderosos e têm associação muito mais profunda na literatura científica. Basta observar as seguintes especificidades:

- os vegetais crucíferos são duas vezes mais poderosos do que outros alimentos. Em estudos populacionais, um aumento de 20% na ingestão de alimentos de origem vegetal corresponde a uma diminuição de 20% nos índices de câncer, mas um aumento de 20% na ingestão de vegetais crucíferos corresponde a uma diminuição de 40% nos índices de câncer;[8]
- 28 porções de vegetais por semana diminuem o risco de câncer de próstata em 33%, mas apenas três porções de vegetais crucíferos por semana diminuem o risco de câncer de próstata em 41%;[9]
- uma porção ou mais de repolho por semana reduz a ocorrência de câncer de pâncreas em 38%.[10]

Vegetais crucíferos como antivirais e antibacterianos

É aqui que as coisas ficam mais interessantes. O I3C e o DIM não oferecem apenas grande proteção contra o câncer, mas estudos recentes mostram que esses ITC ajudam na reação do interferon, forte estimulante do sistema imunológico para atacar micróbios, como os vírus. Especificamente, observou-se que esses ITC aumentam a capacidade de o sistema imunológico matar células e aumentar a resistência às infecções virais, com resultados impressionantes.[11] Já ficou demostrado que o DIM cura displasia cervical, papilomas laríngeos e verrugas.

Atualmente, está sendo feito um estudo investigativo como tratamento para várias infecções virais e bacterianas resistentes a antibióticos, incluindo o HIV (vírus da imunodeficiência humana), o HPV (papiloma vírus humano) e a hepatite.[12]

O interessante também é que compostos derivados de crucíferas atuam juntos para melhorar as defesas contra infecções bacterianas, principalmente com a capacidade de certas bactérias desenvolverem resistência a antibióticos.

Particularmente preocupantes são as infecções hospitalares (ou "nosocomiais"), que apresentam resistência a antibióticos. A bactéria conhecida como *Streptococcus pneumoniae*, por exemplo, causa, aproximadamente 3 mil casos de meningite, 50 mil casos de bacteremia, 500 mil casos de pneumonia e quase 7 milhões de casos de otite média nos Estados Unidos, além de ser a maior causa de mortandade. Cepas de *Streptococcus* resistentes a antibióticos têm surgido e se espalhado em certas comunidades. Os compostos de ITC advindos de vegetais verdes têm efeitos antimicrobianos naturais que podem ser utilizados para melhorar as defesas celulares, permitindo aumentar a resistência contra essas bactérias resistentes a drogas.[13]

Esses mesmos compostos derivados de vegetais verdes também combatem o *Helicobacter pylori*, bactéria que contribui para a formação de úlceras e que está associada a um grande aumento no risco de câncer de estômago. O consumo elevado de vegetais crucíferos inibe o *H. pylori*: quando os compostos de ITC foram testados, mostraram ter grande potencial para o tratamento de doenças causadas por essas bactérias.[14] Apesar de essa pesquisa ter sido realizada em grande parte com animais, e com apenas um número limitado de participantes humanos, ela contribui para a questão que explicamos aqui: o consumo regular de todos esses micronutrientes por meio de vegetais verdes cria uma série de efeitos benéficos para a saúde que reduzem a possibilidade de infecções e aumentam a chance de curá-las.

Outro exemplo do poder de proteção dos vegetais crucíferos ocorre com o Nrf2, um grande regulador da reação antioxidante. Essa proteína complexa, também chamada de fator de transcrição, ativa os genes para que produzam uma série de compostos capazes de proteger contra inflamações e doenças.

Como isso acontece? Produtos residuais presentes nas células nos envelhecem prematuramente e contribuem para o desenvolvimento de doenças, como vimos na discussão anterior a respeito dos radicais livres. Existem dois tipos de resíduos: o resíduo *exógeno*, que ingerimos do ambiente externo; e o resíduo *endógeno*, subproduto do metabolismo celular. A presença e o funcionamento do fator de transcrição Nrf2 são essenciais para a desintoxicação endógena e a eliminação dos radicais livres. Os resíduos endógenos, também chamados de espécies reativas de oxigênio (ERO), podem danificar as macromoléculas biológicas e, portanto, são prejudiciais à saúde celular. Chamados de "reativos" por causa dos radicais livres, multiplicam-se no tecido humano e causam destruição das estruturas celulares normais. Se não forem rapidamente removidos, esses compostos podem causar doenças e envelhecimento precoce. É como se um tornado estivesse se formando dentro de sua casa e acabasse destruindo-a de dentro para fora.

Somos protegidos contra esses resíduos reativos por uma série de produtos da transcrição genética chamados "elementos de resposta antioxidante" (ARE).

As proteínas Nrf2 são fatores de transcrição que se ligam e ativam os segmentos de genes ARE. Esses genes ativam a reação de proteção do corpo, que nos protege de várias complicações relacionadas ao estresse oxidativo, mesmo em situações nas quais a administração de antioxidantes exógenos, que têm curta duração (como as vitaminas C e E), falha. O Nrf2 é ativado (com função normal) quando ingerimos vegetais verdes que oferecem ITC. Quando não consumimos vegetais crucíferos, um dos sistemas de defesa natural mais importante na célula (Nrf2-ARE) simplesmente não funciona — mais uma evidência de que dependemos das substâncias contidas nos vegetais verdes para viver mais e com saúde.

O fator Nrf2 também impede o acúmulo de placas no interior dos vasos sanguíneos. As células endoteliais que revestem os vasos sanguíneos conseguem impedir o depósito de gordura quando o Nrf2 é ativado. É por isso que os vegetais verdes são tão importantes para a saúde do coração (e mesmo para a reversão de doenças cardíacas): eles ativam o Nrf2. Ele então muda as proteínas das membranas celulares endoteliais, impedindo que depósitos de aterosclerose se fixem ali.

Ativar o Nrf2 é crucial no caso de bifurcações ou curvas com pressão maior dos vasos coronários, onde a placa tem mais chances de se depositar.[15]

Maximizando os benefícios dos vegetais crucíferos

Os métodos de preparo dos alimentos afetam a capacidade de os ITC serem digeridos e absorvidos. Cortar, mastigar, misturar e triturar permitem produzir mais ITC. Em outras palavras, esses ITC benéficos não estão contidos no vegetal; são produzidos em nossa boca a partir dos precursores glicosinolatos ao mastigarmos e rompermos as paredes das células. Quanto mais paredes forem rompidas, mais mirosinase (uma enzima presente na membrana celular) é liberada e pode ser misturada com os glicosinolatos dentro da célula para catalisar a reação que dá origem aos ITC.

Parte dos benefícios do ITC pode se perder durante a fervura ou o cozimento, pois a enzima mirosinase não resiste ao calor excessivo; então, obtemos o benefício máximo comendo vegetais crucíferos crus. No entanto, é possível que haja certa produção de ITC em vegetais crucíferos cozidos, porque as bactérias do trato digestivo tendem a produzir mirosinase. O consumo de — isso mesmo! — vegetais verdes aumenta a capacidade dessas bactérias de produzir mirosinase. Lembre-se de que o cozimento não destrói a atividade e a função dos ITC; apenas desativa a enzima que catalisa sua formação. Isso quer dizer que, se você misturar, amassar, cortar e triturar os vegetais verdes enquanto estiverem crus para maximizar a produção de ITC e, a seguir, os colocar em um assado ou sopa para cozinhar, ainda assim terá os ITC benéficos e em funcionamento presentes após o cozimento.

Para maximizar os benefícios da função imunológica dos vegetais crucíferos:

- mastigue muito, muito bem todos os vegetais verdes crucíferos, tentando triturar todas as células;
- triture, misture ou corte os vegetais crucíferos antes de acrescentá-los a cozidos ou sopas;
- quando cozinhar vegetais verdes crucíferos no vapor, como brócolis e repolho, procure deixá-los semicrus para que não se desfaçam.

Os vegetais crucíferos não são apenas os alimentos mais poderosos na prevenção do câncer; são também os mais ricos em nutrientes.

Glicosinolatos + mirosinase = isotiocianatos (ITC)

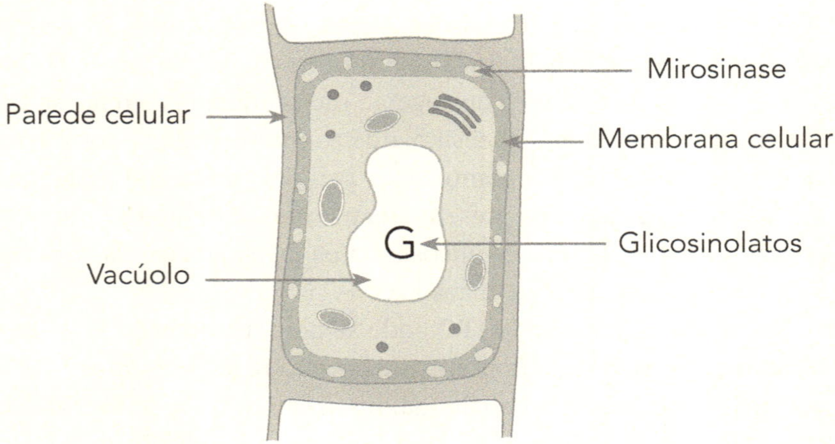

Apesar de o National Cancer Institute (Instituto Nacional do Câncer) dos Estados Unidos recomendar de cinco a nove porções de frutas e vegetais por dia para prevenir o câncer, ainda não estabeleceram recomendações específicas a respeito dos vegetais crucíferos. Costumo recomendar a ingestão de seis porções de frutas frescas e oito porções de vegetais por dia, incluindo duas porções de vegetais crucíferos (pelo menos um cru). Consumir grande variedade desses vegetais crucíferos ricos em ITC em uma dieta rica em nutrientes pode oferecer um alto nível de proteção contra infecções e câncer.

Vegetais crucíferos

- Agrião
- Acelga
- Brócolis comum
- Brócolis japonês
- Couve-de-bruxelas
- Couve-flor
- Couve-manteiga
- Couve-rábano
- Folhas de mostarda
- Folhas de nabo
- Rabanete
- Raiz-forte
- Repolho
- Repolho roxo
- Rúcula

Cogumelos que salvam vidas

Entre os superalimentos incríveis que desempenham um importante papel no fortalecimento do sistema imunológico, estão os cogumelos. Eles são únicos: contêm muitos compostos incomuns, capazes de combater várias doenças e que só agora estão começando a ser compreendidos.

Há muitos ingredientes de suporte ao sistema imunológico nos cogumelos que permitem ao corpo reagir rápida e vigorosamente quando somos expostos a patógenos causadores de doenças, como vírus e bactérias. Na maioria dos casos, podemos vencer os micróbios aos quais ficamos expostos antes de qualquer sintoma surgir. Os fitoquímicos dos cogumelos podem também ser úteis no combate às doenças autoimunes, como artrite reumática e lúpus, graças a seus efeitos anti-inflamatórios e de imunização.[16]

Se os vegetais verdes são o rei da superimunidade, os cogumelos são a rainha. Os compostos encontrados em cogumelos simples demonstraram, em experimentos com animais e culturas de células, que melhoram a atividade e a função das células T, exterminadoras naturais (NKT).[17] As NKT detectam as células infectadas com um vírus ou danificadas de alguma forma e as eliminam. As células NKT ativas atacam as células anormais liberando "grânulos assassinos" que destroem essas células.

Os cogumelos brancos crimini, portobello, ostra, maitake e reishi têm efeitos anticancerígenos: impedem danos ao DNA, diminuem o crescimento de células cancerígenas ou de tumores, causam a morte da células cancerígenas e/ou impedem que os tumores consigam suprimento de sangue. Esses efeitos vêm sendo verificados em câncer de mama, de próstata e de cólon e/ou em células cancerígenas.[18]

Os cogumelos comuns têm lectinas antígeno-aglutinantes (ABL), proteínas que só se unem a células anormais ao reconhecer uma molécula na superfície de muitas células cancerígenas e, então, ativando as defesas do corpo, colocando-as em ação contra essas células.[19] De modo interessante, depois que essas lectinas são atraídas e se unem a uma célula anormal, elas são internalizadas pela célula e interferem na habilidade de a célula anômala se multiplicar, impedindo, assim, o desenvolvimento do câncer, sem qualquer efeito negativo ou toxicidade sobre as células normais.

Como vencer a guerra contra o câncer de mama

O consumo de cogumelos de modo regular está associado a um risco significativamente reduzido de câncer de mama em mulheres na pré e pós-menopausa. Surpreendentemente, o consumo frequente de cogumelos pode diminuir a incidência de câncer de mama em até 60 ou 70%! Em um estudo recente, as mulheres que comiam pelo menos 10g de cogumelos frescos todos os dias (equivalente a apenas um cogumelo pequeno), sofriam risco 64% menor de ter câncer de mama.

Uma proteção ainda maior foi constatada em mulheres que ingeriam 10g de cogumelos e consumiam compostos verdes de chá verde diariamente — uma diminuição de 89% no risco para mulheres na pré-menopausa e de 82% para mulheres na pós-menopausa.[20] Efeitos parecidos foram observados em estudos a respeito de câncer de estômago e colorretal.[21]

Difícil de acreditar, não? Por que as mulheres não conhecem os efeitos preventivos que os cogumelos têm contra o câncer de mama? A combinação de cogumelos e vegetais é um poderoso coquetel anticâncer.

Os cogumelos combatem o câncer de mama de várias maneiras. Eles contêm compostos chamados "inibidores de aromatase", que ajudam o corpo a reduzir o nível de estrogênio e impedem que ele estimule o tecido da mama.[22] A aromatase é uma enzima que produz estrogênio e é responsável por regular os níveis desse hormônio no corpo. Como o estrogênio desempenha um importante papel no desenvolvimento do câncer de mama, a supressão da atividade da aromatase é protetora. Acredita-se que a presença excessiva da enzima aromatase em tumores de mama contribui para o desenvolvimento do câncer por elevar os níveis de estrogênio nas áreas próximas.[23]

Atualmente, há drogas usadas para tratar certos tipos de câncer que inibem a atividade da aromatase.[24] Mas os inibidores de aromatase na dieta são uma estratégia eficaz de prevenção que diminuirá os níveis de estrogênio, reduzindo o risco de câncer de mama. Vários tipos de cogumelos foram testados para verificar sua atividade antiaromatase, sendo classificados da seguinte forma:

- cogumelos com alta atividade antiaromatase: cogumelo-de-paris, cogumelo branco, crimini, portobello, reishi, maitake;

- cogumelos com moderada atividade antiaromatase: shitake, chanterelle, champignon;
- cogumelos com pouca atividade antiaromatase: shimeji-preto, orelha-de-pau.[25]

Independentemente da atividade antiaromatase, a ação benéfica contra o câncer de mama foi encontrada em todas as espécies de cogumelos testadas e era estável sob calor, o que quer dizer que continuava a ser eficiente mesmo depois de eles serem cozidos. Os cogumelos mais comuns e menos caros — os brancos — mostraram esses fortes benefícios.

Se essas notícias sobre cogumelos não forem o suficiente para você, há ainda mais.

Cogumelos como aliados

Os cogumelos promovem a produção e a maturação das células dendríticas do corpo, melhorando a produção de antígenos.[26] Vamos analisar essa parte. As células dendríticas são células imunológicas em forma de árvore espalhadas pelo corpo em sua forma imatura ou desativada. Quando ativadas, capturam e processam o que reconhecem como material inimigo, levando-o a outras células imunológicas para eliminar a ameaça. Em outras palavras, elas capturam patógenos microbiais e células anormais, de modo que as outras células imunológicas possam destruí-las.

As células dendríticas estão presentes em tecidos que mantêm contato com o ambiente externo, como a pele e o revestimento interno do nariz, dos pulmões, do estômago e do intestino. Também podem ser encontradas em estado imaturo no sangue. Quando ativadas e instigadas, migram para os nódulos linfáticos, onde interagem com as células T e B para iniciar um ataque imunológico. As funções das células dendríticas podem diminuir com o envelhecimento, levando à perda da função imunológica. Essa perda gradual na função dendrítica nos expõe a infecções e a um risco maior de desenvolver câncer conforme envelhecemos. No entanto, a ingestão de compostos derivados de cogumelos e vegetais verdes, que fortalecem o sistema imunológico, pode impedir essa perda da função imunológica relacionada à idade.[27]

Apesar de os cogumelos terem compostos fitoquímicos raros, com uma série de efeitos sem igual no fortalecimento do sistema imunológico, a habilidade deles é ainda mais fortalecida quando a dieta contém cogumelos, cebolas e vegetais verdes simultaneamente. Não apenas os cogumelos, mas também os fitoquímicos chamados "flavonoides", encontrados em frutas, cebolas e frutas vermelhas, além dos isotiocianatos (ITC), derivados de vegetais verdes, foram identificados como anticarcinogênicos, capazes de ativar as células dendríticas.[28]

Os cogumelos também têm um inibidor de angiogênese que, além disso, inibe os tumores e o desenvolvimento de células anormais.

A angiogênese, como você deve lembrar, significa o desenvolvimento de novos vasos sanguíneos. Cânceres, tumores e gordura secretam compostos que promovem a angiogênese, realimentando seu próprio crescimento; mas os cogumelos impedem esse procedimento.

Angiogênese — um passo necessário para alimentar o crescimento de gordura corporal e do câncer

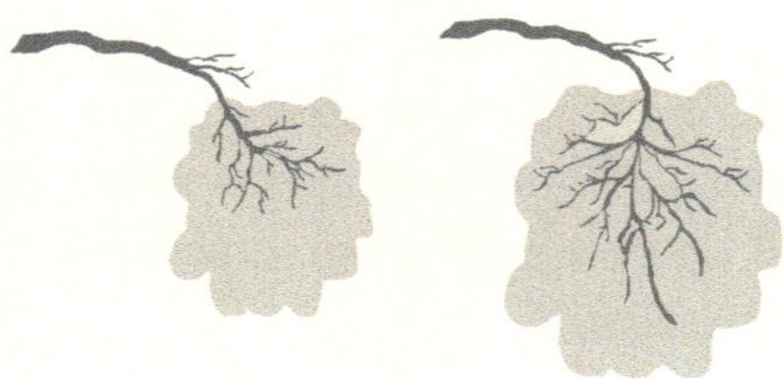

A angiogênese é um processo fisiológico complexo pelo qual novos vasos sanguíneos são formados a partir de outros já existentes. Em resposta ao sinal angiogênico, as células endoteliais se originam do vaso sanguíneo original e se dividem formando estruturas parecidas com tubos que amadurecem, tornando-se novos vasos.

A angiogênese ocorre durante o desenvolvimento fetal e o crescimento normal na infância. Nos adultos, a angiogênese ocorre apenas em certas situações específicas, como na cicatrização de feridas. No entanto, a angiogênese excessiva (ou seja, anormal) contribui para diversas doenças, como obesidade, câncer, degeneração macular e doenças inflamatórias crônicas.

No desenvolvimento do câncer, a angiogênese se inicia quando um tumor se torna grande o bastante a ponto de precisar de seu próprio suprimento de sangue. O tumor sinaliza aos vasos sanguíneos próximos que eles devem se espalhar e fornecer-lhe oxigênio e nutrientes, e esses novos vasos permitem, assim, que um tumor microscópico não ameaçador cresça e se torne invasivo e perigoso. A marca característica do câncer é o crescimento rápido e descontrolado das células; é o que faz o câncer colocar a vida em risco. Como a angiogênese é rara em adultos saudáveis e necessária para o crescimento do tumor, bloqueá-la é uma estratégia para prevenir e tratar o câncer. Diversos remédios foram desenvolvidos para bloquear várias etapas do processo angiogênico, e alguns deles foram aprovados pela FDA e estão sendo usados atualmente como terapias contra o câncer.[29]

Muitos alimentos de origem vegetal têm inibidores naturais da angiogênese — principalmente os cogumelos. Os inibidores da angiogênese estão sendo estudados como uma estratégia preventiva para fazer o câncer "morrer de fome" enquanto ainda é pequeno e inofensivo. Se nossa dieta contiver muitos inibidores de angiogênese, pode impedir que pequenos tumores consigam irrigação sanguínea e se tornem maiores e mais agressivos. É mais uma maneira pela qual os cogumelos, as cebolas, os vegetais verdes e as frutas vermelhas — de preferência em conjunto — protegem contra o câncer.

INIBIÇÃO DA ANGIOGÊNESE

Impede que os tumores cresçam

Impede que as células de gordura se expandam

Impede a inflamação

Inibe o desenvolvimento do câncer

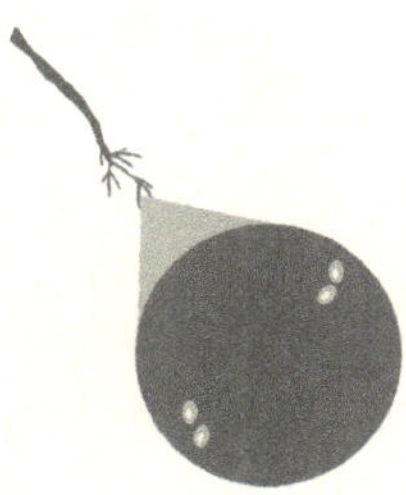

PROMOÇÃO DA ANGIOGÊNESE

Promove tumores e cânceres

Promove o depósito de gorduras

Aumenta a inflamação

Aumenta o apetite

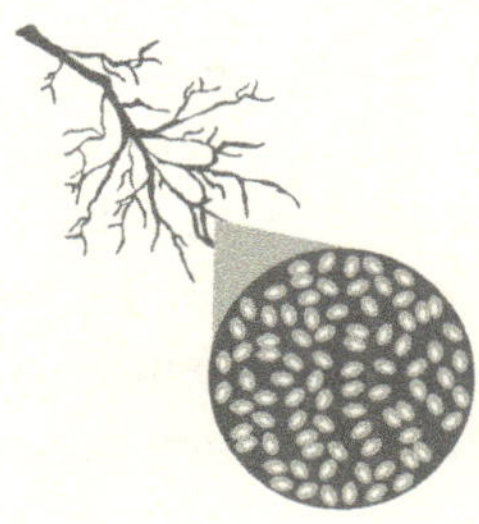

Como medida de segurança, os cogumelos devem ser consumidos sempre cozidos, uma vez que alguns estudos mostraram os efeitos tóxicos dos cogumelos crus em estudos com animais.[30]

Como impedir o crescimento de células de gordura

De modo parecido, o crescimento do tecido adiposo depende da angiogênese, e a inibição da angiogênese por meio do consumo de alimentos benéficos e inibidores da angiogênese inibe o depósito e o crescimento da gordura.[31] Isso quer dizer que comer esses superalimentos, com cogumelos encabeçando a lista, tem o efeito colateral de estimular um peso saudável. Isso ocorre não apenas por causa da densidade calórica menor dessa dieta, mas também por causa da ingestão de outros nutrientes benéficos, incluindo os inibidores de angiogênese. Entre os alimentos e nutrientes que *promovem* a angiogênese — e, assim, a obesidade e o câncer —, estão os pães de farinha branca e doces que aumentam os níveis de insulina, e a dieta ocidental padrão rica em gordura e colesterol.[32] Esses alimentos modernos e nada saudáveis promovem o acúmulo de gorduras, além de serem ricos em calorias. São duplamente ruins, enquanto os vegetais verdes, cogumelos, cebolas, frutas vermelhas e outros alimentos relacionados acima são duplamente benéficos.

Cebola e alho: tesouros anticâncer e fortalecedores da imunidade

A família *allium* de vegetais, que inclui cebolas, alho, alho-poró, cebolinha-branca e cebolinha-verde, oferece mais do que sabor à dieta: também acrescenta compostos anticancerígenos, anti-inflamatórios e antioxidantes. Mesmo no passado, as pessoas tinham consciência do valor medicinal desses alimentos, e os consumiam diariamente. No período medieval, por exemplo, as pessoas já sabiam que as cebolas e o alho ofereciam proteção imunológica e as ajudariam a combater infecções. Perdemos o hábito de usar os alimentos como remédio, mas os alimentos naturais certos são, realmente, os remédios mais eficientes.

Estudos epidemiológicos descobriram que o consumo maior de vegetais da família *allium* está associado ao menor risco dos tipos de câncer mais comuns. Credita-se essa proteção aos compostos orga-

Nutrientes/alimentos antiangiogênicos

Arroz negro[33]
Canela[34]
Chá verde[35]
Cogumelos[36]
Cúrcuma[37]
Espinafre[38]
Frutas cítricas[39]
Frutas vermelhas (todos os tipos)[40]
Gengibre[41]
Gorduras ômega-3[42]
Marmelo[43]
Pimentas[44]
Resveratrol (das uvas e do vinho tinto)
Romã[45]
Sementes de linhaça[46]
Soja[47]
Tomate[48]
Uvas[49]
Vegetais crucíferos[50]
Vegetais da família *allium* (família do alho)[51]

Os alimentos estão relacionados em ordem alfabética, não em ordem de efeitos inibidores de angiogênese.

nossulfurados, liberados quando os vegetais são fatiados, amassados ou mastigados. Semelhante ao que ocorre com a família das crucíferas verdes, as cebolas abrigam nas paredes celulares uma enzima chamada *alliinase*, responsável por causar aquele cheiro de ácido sulfúrico que nos faz lacrimejar. Ao mesmo tempo que a reação química ocorre na cozinha e ataca seus olhos, formam-se compostos sulfurados que aumentam a imunidade. Esses compostos impedem o desenvolvimento de câncer desintoxicando os carcinógenos e também têm efeitos inibidores da angiogênese, o que interrompe o crescimento da célula cancerígena, impedindo que os tumores obtenham suprimento de sangue.[52]

Uma nova pesquisa sugere que esses compostos organossulfurados em membros da família das cebolas também têm ações anti-inflamatórias que protegem contra a osteoartrite e combatem infecções. Quando consumimos esses compostos e as glicoproteínas presentes nas cebolas, eles atuam juntos com outros micronutrientes para melhorar a função imunológica e impedir doenças. Na verdade, quando a ingestão de cebola foi analisada em um estudo com vários países, as pessoas que consumiam mais cebolas tinham menos da metade de casos de câncer em comparação com as pessoas que consumiam cebolas raramente. Aqui estão alguns dados específicos:[53]

- redução de 56% de câncer de cólon;
- redução de 73% de câncer de ovário;
- redução de 88% de câncer de esôfago;
- redução de 71% de câncer de próstata;
- redução de 50% de câncer no estômago.

Nesse estudo, os consumidores que mais comiam estavam recebendo sete ou mais porções de 80g por semana (cerca de ½ xícara de cebola picada por dia); os que comiam menos, ingeriam menos de uma porção por semana. Imagine os efeitos preventivos de comer quantidades adequadas dos três principais grupos de alimentos juntos: verdes crucíferos, cogumelos e cebolas — quase diariamente.

Romã e frutas vermelhas: super-heróis disfarçados

A romã é um fruto antigo e sem similar que nasce em uma árvore pequena e longeva cultivada na Ásia e na região do Mediterrâneo, até o extremo norte do Himalaia. Como resultado do reconhecimento crescente de seus benefícios para a saúde, ela agora também é cultivada na Califórnia e em todo o sul dos Estados Unidos.

Na última década, vários estudos foram publicados a respeito das propriedades antioxidantes, anticarcinogênicas e anti-inflamatórias da romã. Esses estudos se concentraram no tratamento e na prevenção do câncer, de doenças cardiovasculares, do diabetes, da função erétil, das infecções causadas por bactérias e pela resistência a antibióticos, e dos danos à pele causados pela radiação ultravioleta.[54]

O suco e as sementes da romã têm fortes propriedades antioxidantes e anticancerígenas, inclusive interferindo na proliferação de células tumorais, na invasão do ciclo celular e na angiogênese. A fitoquímica da romã sugere uma ampla série de usos clínicos para o tratamento e a prevenção do câncer, além de outras doenças nas quais se acredita que a inflamação crônica desempenhe um papel essencial. O suco da romã contém antioxidantes, como polifenóis solúveis, taninos e antocianinas, e foram descobertas propriedades anti-inflamatórias, antibacterianas e antiateroscleróticas em ratos e seres humanos.

A lista a seguir destaca alguns dos benefícios das sementes e do suco de romã, revelados por uma pesquisa recente:

- a romã inibe o câncer de mama, de próstata, de cólon e a leucemia e impede mudanças vasculares que promovem o crescimento de tumores em animais de laboratório;[55]
- a romã inibe as enzimas de conversão da angiotensina e naturalmente diminui a pressão arterial (a angiotensina, como você se lembra, é um hormônio que promove a angiogênese);[56]
- os poderosos compostos antioxidantes da romã revertem a aterosclerose e reduzem os coágulos do sangue e o acúmulo plaquetário, fatores que podem causar ataques cardíacos e derrames;[57]
- as romãs têm compostos parecidos com o estrogênio que estimulam os receptores de serotonina e de estrogênio, melhorando os sintomas da depressão e ajudando a formar massa óssea em animais de laboratório;[58]
- a romã reduz o dano aos tecidos em pessoas com problemas renais, reduz a incidência de infecções e impedem infecções graves;[59]
- por último, mas não menos impressionante, a romã contribui para a saúde do coração. Em pacientes cardiopatas com grandes bloqueios da artéria carótida que receberam uma dose diária de menos de 30 ml de suco de romã por um ano, além da pressão arterial diminuir em 20%, houve redução de 30% na placa aterosclerótica.[60]

Curiosamente, a romã oferece significativa proteção ativa contra o câncer de mama. Assim como os cogumelos, ela mantém a atividade antiaromatase; isso quer dizer que impede que o estrogênio e a testosterona aumentem muito no organismo e bloqueia a ação desses hormônios na estimulação dos tecidos da mama.[61]

Um conjunto de evidências cada vez maior tem ressaltado a eficácia da romã na prevenção do câncer em modelos animais e estudos humanos.[62]

Como abrir uma romã

Compre um fruto firme. Mantenha-o refrigerado até a hora de consumir, para mantê-lo fresco. Corte-o em torno do centro, inserindo a faca cerca de um centímetro; separe-o, cortando-o em dois. Segure metade da romã sobre uma saladeira grande, com a parte cortada virada para sua mão. Com uma colher de pau, bata com força no topo na romã, no meio e na borda próxima da mão. Você verá a pele se soltar, e sentirá as sementes pequenas e vermelhas escaparem, caindo dentro da saladeira. Depois raspe a pele para retirar as sementes restantes. Repita esse processo com a outra metade.

Coma as sementes da romã sempre que possível: use-as em saladas e em outros pratos ou congele-as para usá-las posteriormente, quando não for mais época de romã. Há algumas ótimas ideias nas receitas do fim do livro que ajudarão você a comer romã *com frequência*.

As frutas vermelhas têm efeitos benéficos parecidos com os da romã. Considere a seguinte pesquisa: após a exposição a um carcinógeno químico que prejudica o DNA em ratos, os animais foram alimentados com amoras-pretas desidratadas e apresentaram uma transformação nos genes prejudicados, que quase voltaram ao normal; os efeitos foram tão marcantes quanto os benefícios obtidos de vegetais crucíferos.[63] O modelo de expor os ratos a carcinógenos químicos e, então, dar amoras-pretas a eles tem sido repetido igualmente em muitos outros estudos, e a exposição a frutas vermelhas ou a concentrados de frutas vermelhas mostram, repetidamente, uma redução na ocorrência de diversos tipos de câncer, inclusive de esôfago, de cólon e de boca. De modo parecido, quando os ratos receberam estrogênio para produzir tumores de mama, a ingestão de amoras e framboesas conseguiu limitar o desenvolvimento dos tumores no princípio, e, quando os tumores foram induzidos, os extratos de frutas vermelhas reduziram o tamanho do tumor.

A ideia de usar as frutas vermelhas no combate ao câncer foi concebida pela primeira vez no fim dos anos 1980, quando os cientistas descobriram que o ácido elágico, encontrado em muitas frutas e vegetais (incluindo a romã), inibia a formação de tumores. Eles então descobriram que as frutas vermelhas continham grande quantidade de ácido elágico, e as amoras-pretas em especial eram as frutas que tinham a maior quantidade dessa substância. Mais tarde, eles também descobriram que as frutas vermelhas também continham muitos outros compostos fitoquímicos anticancerígenos, como uma variedade de antocianinas com fortes efeitos contra o câncer.[64] Todas as frutas vermelhas — incluindo mirtilos, amoras, framboesas, açaí, gojis, baga do sabugueiro e morangos — são superalimentos.

Sementes: um novo caminho para manter a saúde

Antes de finalizarmos este capítulo sobre superalimentos, não posso deixar de falar sobre o valor das castanhas e sementes, que abordamos brevemente em um capítulo anterior.

Elas são ricas em gorduras e proteínas, assim como os produtos animais, mas seus efeitos no organismo são completamente diferentes. Em vez de promoverem doenças, como a proteína e a gordura de origem animal, elas, ao contrário, previnem e combatem uma série de enfermidades. Em centenas de estudos médicos já se demonstrou que elas prolongam a vida significativamente e protegem contra doenças.[65]

As castanhas e as sementes não são apenas alimentos saborosos e saudáveis; são fáceis de levar a qualquer lugar. De que outra forma você conseguiria levar metade das calorias do dia em uma maleta durante uma viagem de negócios ou em um passeio de bicicleta que durasse o dia todo?

As sementes oferecem todas as vantagens das castanhas e mais algumas. São mais ricas em proteína do que as castanhas e têm muitos nutrientes adicionais importantes, o que as torna alimentos maravilhosos. Diferentemente do pão de forma, cuja propaganda afirma que ele fortalece o corpo, as sementes fazem isso de várias maneiras. Cada semente é um alimento seco mas vivo, fechado em uma embalagem que, de modo surpreendente, consegue germinar duzentos anos depois, se armazenada em condições favoráveis!

Vamos analisar o que diversos tipos de sementes têm a oferecer:

- *as sementes de linhaça* não oferecem apenas ácidos graxos ômega-3 (essenciais para a boa saúde); também são ricas em lignanos anticancerígenos, e sua mucilagem lubrifica e facilita o funcionamento do intestino. As sementes de linhaça e de gergelim têm mais lignanos do que qualquer outro alimento. Esses compostos se ligam aos receptores de estrogênio, interferindo na capacidade desse hormônio de promover câncer no tecido mamário, além de ter fortes efeitos antioxidantes. Se você optar por não usá-las inteiras, é melhor moê-las em casa. Um estudo muito interessante revelou que mulheres com câncer de mama que ingerem sementes de linhaça apresentaram redução no crescimento do tumor e maior sobrevida em comparação com mulheres que não ingeriam sementes de linhaça;[66]
- *as sementes de girassol* são extremamente ricas em vitamina E, selênio, ferro e outros minerais. Com 22% de calorias advindas da proteína e ricas em aminoácido triptofano, as sementes de girassol são uma maneira saudável com a qual vegetarianos, veganos e flexitarianos (quase veganos) e os nutritrários (pessoas que preferem alimentos ricos em nutrientes) conseguem garantir a ingestão de proteína suficiente;
- *as sementes de abóbora* são uma boa fonte de ômega-3, ricas em fitoquímicos, zinco, cálcio e ferro;
- *as sementes de gergelim* têm o nível mais alto de cálcio do que qualquer outro alimento no mundo. O interessante é que, além de possuírem um espectro altamente absorvível de diversas frações de vitamina E, também aumentam sua bioatividade no organismo;[67]
- a vitamina E natural é uma estrutura química solúvel em gordura que inclui alfa, beta, gama e delta-tocoferóis e tocotrienóis, presentes em folhas e sementes de plantas. Além de ser um potente antioxidante e combater os radicais livres, também regula a atividade do sistema imunológico e é essencial para a vida. Seus benefícios não são igualados pelos suplementos sintéticos de vitamina E, que normalmente incluem ape-

nas um ou dois isômeros de vitamina E. Comparar as várias formas de vitamina E presentes nas sementes de gergelim e a vitamina E de um suplemento é como comparar um cavalo de verdade a um de brinquedo;

- a sesamina, um lignano do gergelim, também consegue regular a situação dos hormônios pós-menopausa, aumentando a atividade antioxidante nas células do corpo e, ao mesmo tempo, diminuindo o risco de câncer de mama e aumento do colesterol.[68]

Os principais superalimentos para a superimunidade

Couve-manteiga/
folhas de mostarda
Rúcula/agrião
Alface e repolho
Brócolis e couve-de-bruxelas
Cenoura e tomate
Cebola e alho

Cogumelos
Romãs
Frutas vermelhas
(todos os tipos)
Sementes
(de linhaça, chia,
gergelim, girassol)

A revolução dos micronutrientes

Podemos nos manter saudáveis por meio do que comemos. Os poderosos compostos encontrados em sementes e castanhas, frutas vermelhas e romãs oferecem grande proteção ao organismo; quando combinados com vegetais verdes, cogumelos e cebola na dieta, nos ajudam a conquistar a superimunidade, incrementando as propriedades milagrosas de autocura e autoproteção que já fazem parte do genoma humano. A combinação desses elementos é muito mais eficiente do que um único agente, mesmo que em dose alta. Unidos, eles alimentam uma série de mecanismos que impedem o dano celular e ao mesmo tempo matam as células que não podem ser adequadamente reparadas antes de se tornarem perigosas para o organismo.

Essa abordagem nutritária, que mistura os alimentos mais poderosos e protetivos da dieta, é natural, não tem toxinas e pode impedir muitas tragédias — não apenas por melhorar a eficácia do sistema imunológico contra infecções e câncer, mas também por proteger o organismo de ataques cardíacos, derrames e demência. A linha de pesquisa que testa uma combinação de superalimentos nos seres humanos precisa de muito mais patrocínio e apoio. Se conseguirmos esse apoio, certamente descobriremos que muitos superalimentos ricos em nutrientes têm uma ampla gama de aplicações terapêuticas contra graves problemas de saúde.

No caso de cada um dos superalimentos, uma quantidade moderada deles já oferece benefícios importantes. No entanto, como dissemos antes, minha opinião e recomendação é de que as pessoas ingiram quantidades significativas desses superalimentos e que incluam todos eles (ou a maioria) em sua dieta. A superimunidade é criada por uma dieta com variedade de alimentos que fortalecem o sistema imunológico e combatem o câncer. Aqui está uma boa maneira de se lembrar dos alimentos essenciais:

VCCFLS

Vegetais verdes, cebola, cogumelos, frutas vermelhas, leguminosas e sementes

A ciência da nutrição nos oferece uma oportunidade sem precedentes. Podemos levar uma vida mais saudável e mais longa do que em qualquer outro momento da história se colocarmos essa ciência em ação. Estamos em uma era de avanços científicos de todos os tipos. Mas a ciência é uma faca de dois gumes; ela pode nos curar ou nos destruir. Pode responder às nossas perguntas ou criar mais problemas. Minha esperança é de que possamos aprender a usar os modernos avanços da ciência para beneficiar a humanidade e proteger nosso ambiente natural da destruição química e física. Seguramente, nossa saúde depende da saúde do planeta e da manutenção de um suprimento saudável de alimentos naturais e não modificados.

Muitas pessoas escolhem rejeitar a nova ciência, mesmo quando as evidências são avassaladoras. Este livro pode ser atacado por pessoas em posições de poder e autoridade, cuja existência depende de interesses contrários, como os alimentos "recreacionais", os remédios e a tecnologia medicinal. Com frequência, as pessoas confundem autoridade com verdade: elas aceitam a opinião, errada ou certa, de uma grande autoridade em vez de observar, de modo imparcial, os fatos. Os médicos também são em parte responsáveis por isso, pois aceitam conclusões que lhes são apresentadas em publicações médicas de prestígio, que, por sua vez, reproduzem estudos realizados por indústrias de medicamentos para promover seus produtos, sem uma avaliação adequada dos dados. Para nos ajudar e ajudar a nossas famílias e a nossos vizinhos, além de nosso país e nossos semelhantes, precisamos cultivar o respeito pelo valor precioso do mundo natural que nos cerca e cultivar os melhores alimentos, aqueles capazes de proteger nossa preciosa saúde.

CAPÍTULO 4

RESFRIADOS E GRIPES — O QUE É PRECISO SABER

O resfriado comum continua sendo um grande peso para a sociedade, no que se refere tanto ao sofrimento humano quanto ao prejuízo econômico.

O resfriado comum, a gripe e mais de 95% de todas as doenças agudas são causados por vírus. Cito isso especificamente porque um dos principais problemas com os resfriados e a gripe não são a doença em si, mas os vários modos como os tratamos. Com frequência, essas "soluções" sobrecarregam nosso sistema imunológico, prolongando a doença ou transformando os resfriados e a gripe em algo muito pior, colocando, às vezes, a vida em risco.

Todo mundo já deveria saber que os antibióticos não matam vírus e não ajudam na recuperação de doenças virais. Apesar disso, mais de 90% das prescrições de antibióticos são utilizadas de modo inadequado (ou seja, são prescritas para doenças virais). Isso mesmo, 90%! Os antibióticos costumam ser administrados com frequência pelos médicos para doenças como resfriados e bronquites, que são virais, e não bacterianas.[1] Em um estudo, mais de metade dos pacientes que consultaram um médico nos Estados Unidos apresentando sintomas de resfriado saiu do consultório com uma prescrição de antibiótico.[2] Esse uso do antibiótico, no entanto, é inadequado e perigoso.

O resfriado comum é causado por uma série de invasores virais. Os principais agressores são chamados rinovírus, mas existem coronavírus, vírus da *parainfluenza*, vírus sincicial respiratório, adenovírus, ecovírus e coxsackievírus. Normalmente, a gripe comum é contraída quando a pessoa toca um objeto contaminado ou aperta a mão de uma pessoa infectada e, em seguida, toca os próprios olhos, nariz ou boca.

A *influenza*, por outro lado, é causada por um dos três tipos de vírus da *influenza*: A, B ou C. É contraída, principalmente, por meio da inalação, quando uma pessoa não infectada fica perto de uma outra infectada que está espirrando ou tossindo.

A grande maioria dos casos de garganta inflamada (faringite) ou congestão sinusoidal (sinusite) e tosses fortes (bronquite) é causada por vírus. Sabe-se que os antibióticos não ajudam nessas situações; são úteis apenas em casos relativamente raros, como bronquite em fumantes ou ex-fumantes com doença pulmonar que tenham tendência a desenvolver uma quantidade excessiva de bactérias quando infectados.[3] O uso incorreto de antibióticos é uma indústria que gera bilhões nos Estados Unidos todos os anos.

Existe um conceito errôneo em relação à cor do muco entre aqueles que sofrem com os sintomas de resfriado e/ou gripe: muitas pessoas acreditam que o muco amarelado ou esverdeado indica a presença de bactérias (o que pediria um tratamento com antibióticos). Essa é uma questão importante: pesquisas têm mostrado que o antibiótico *não* ajuda os pacientes nem mesmo na presença de catarro esverdeado ou espesso.[4] Ou seja, acredita-se que a cor do catarro não é indicadora da presença de bactérias, pois patógenos virais também produzem muco de tom amarelado ou esverdeado. Por isso, quando temos resfriado, febre, garganta inflamada, dores pelo corpo e congestão nasal, e expelimos catarro amarelado ou verde ao tossir, os remédios *não* são indicados e *não* se justificam pelos dados científicos disponíveis. Na verdade, o remédio não ajuda a melhorar mais depressa e não impede complicações futuras.

Ao lado de sua ineficiência, existem outros fortes motivos para evitar o uso de antibióticos. Eles podem prolongar nossa doença e, pior do que isso, causar doenças ainda mais graves no futuro. O problema é que quando adoecemos, quando nos sentimos fisicamente desconfortáveis, procuramos uma solução. Isso é da natureza humana: ninguém quer se sentir mal, e todos temos afazeres no dia a dia agitado. Assim, procuramos remédios que podem ser vendidos livremente; ou pior: vamos ao médico em busca de remédios mais fortes a fim de obter alívio rápido.

Infelizmente, a maioria dos médicos parece concordar com isso, querendo satisfazer as expectativas dos pacientes. Assumem o papel de "salvadores", quando, na verdade, suas prescrições de antibióticos, além de não serem úteis, podem prejudicar a saúde dos pacientes a longo prazo. O aumento das internações atribuído às reações adversas a medicamentos responde, sozinho, por bilhões de dólares todos os anos dentro do sistema de saúde norte-americano. Mais de 140 mil dessas reações graves a antibióticos levam as pessoas ao pronto-socorro todos os anos; e essas reações não apenas têm alto custo financeiro, como podem ter efeitos graves e trágicos para o ser humano.[5] As reações adversas a antibacterianos respondem por quase 25% de todas as reações adversas entre os pacientes internados.[6]

Se isso não basta para você pensar duas vezes a respeito do uso inadequado de antibióticos, considere que eles podem causar câncer. Um histórico de uso de antibióticos por mais de dez vezes na infância aumenta a possibilidade de desenvolvimento do linfoma não Hodgkin (LNH) em 80%, de acordo com o maior estudo controlado de casos até hoje realizado a respeito do risco do LNH e o uso de medicação.[7] Outros estudos que analisam essa questão também confirmam uma relação com o câncer, inclusive um índice mais alto de câncer de mama, que aumentou conforme as prescrições de antibióticos aumentaram.[8] Os pesquisadores descobriram que aumentar os dias de uso de antibiótico e o número de prescrições de antibióticos aumentaram o risco de câncer de mama de modo proporcional, e que as pessoas que fizeram uso mais frequente (mulheres que receberam entre 26 e cinquenta prescrições de antibióticos) tiveram mais do que o dobro de risco de câncer de mama do que as mulheres no grupo de controle.

Os antibióticos são um dos medicamentos mais comuns tomados por mulheres grávidas, e um novo estudo estabeleceu associações convincentes entre o uso de antibióticos durante a gravidez e a incidência de defeitos de nascença. As mulheres que tomaram sulfonamidas e nitrofurantoínas (frequentemente usadas para tratar infecções do trato urinário) durante a gravidez correram de duas a quatro vezes mais risco de dar à luz bebês com problemas cardíacos.[9] As penicilinas, eritromicinas e cefalosporinas, mais comuns, também foram associadas a pelo menos um defeito de nascença. Além disso, já se sabe que dar antibióticos à criança em seu primeiro ano de vida provoca asma e alergias que surgem mais tarde na infância.[10] Mas, ainda assim, mais da metade de todos os bebês recebem prescrição de antibióticos antes de completarem um ano!

Os antibióticos são remédios perigosos que deveriam ser reservados (e cuidadosamente documentados) para infecções bacterianas — infecções que se não fossem tratadas colocariam em risco a saúde do paciente. Temos um sistema imunológico forte, que, quando favorecido por uma boa alimentação, elimina as infecções mais moderadas sem a ajuda de remédios. E não se esqueça do ponto principal aqui: apesar de a maioria dos antibióticos serem prescritos e tomados por motivos inadequados, até mesmo os motivos *adequados* provavelmente não teriam ocorrido com uma boa alimentação e, consequente mente, o aumento da imunidade.

Entre os riscos dos antibióticos estão diarreia, problemas digestivos, diminuição da flora intestinal, queda na atividade da medula óssea, ataques epiléticos, danos aos rins, colite grave e reações alérgicas que podem colocar a vida em risco. Além disso, em todas as pessoas que tomam um antibiótico, o remédio mata uma série de bactérias úteis que vivem no trato digestivo e que ajudam na digestão. Mata as bactérias "ruins"— como aquelas que podem piorar uma infecção — e também as bactérias "boas", que se encontram no trato digestivo e têm propriedades que protegem contra futuras doenças.

Essas mudanças no equilíbrio de bactérias podem levar mais de um ano para se normalizarem depois da ingestão de antibióticos.

Essas são as consequências individuais, mas também existem consequências sociais. O uso exagerado de antibióticos nas últimas décadas tem sido apontado como culpado pelo surgimento recente de bactérias mortais resistentes a antibióticos. Ao prescrever antibióticos em excesso e *sem necessidade*, eles se tornam menos eficientes quando *necessários*. Esses fatos estão documentados, mas, ainda assim, muitos de nós continuamos alheios aos perigos dos antibióticos — ou temos consciência, mas continuamos despreocupados.

Nas páginas seguintes, falarei sobre as várias soluções alopáticas ou não para resfriados e *influenza*, e explicarei o que funciona e o que não funciona. Há muitos mitos e teorias circulando por aí.

Você continuará descobrindo que não precisamos viver em uma montanha-russa com nossa saúde. Criar a superimunidade vai ajudar a prevenir resfriados e a *influenza*; e, nas raras circunstâncias em que você adoecer, minha abordagem fará você se recuperar rapidamente. Existem soluções reais e comprovadas à sua disposição.

Bactérias saudáveis

Devido ao fato de as pessoas tomarem antibióticos sem qualquer hesitação, vamos falar sobre as bactérias saudáveis. Se você conhecer os fatos, talvez deixe de usar remédios que miram bactérias indiscriminadamente.

Mais de um terço das fezes humanas é composto por bactérias que se ocupam da tarefa de processar os alimentos.

Centenas de espécies diferentes de bactérias "boas" desempenham um papel muito importante em nossa saúde: entre outras ações, elas processam as fibras e produzem certas vitaminas (como as vitaminas B e K) e outras substâncias nutritivas. As bactérias que auxiliam na saúde, chamadas "probióticas", são habitantes normais do trato gastrintestinal humano. De modo surpreendente, as células de bactérias do intestino formam aproximadamente 95% do número total de células do corpo humano. Esses habitantes do intestino desempenham, portanto, um papel fundamental na saúde do nosso sistema imunológico.

Setenta por cento do sistema imunológico está localizado no trato gastrintestinal (TG), e a microflora (a população de bactérias) do TG forma um ecossistema complexo que pode ser encarado como um órgão do corpo. Esses micróbios influenciam profundamente nossa saúde e sobrevivência. Certas funções metabólicas normais e atividades enzimáticas podem ser atribuídas à microflora, que tem um papel na metabolização de nutrientes, vitaminas, drogas, hormônios endógenos e carcinógenos, na sintetização de ácidos graxos, na prevenção da colonização por patógenos e na modulação da resposta imune normal. Por exemplo, essa flora benéfica produz ácidos graxos de cadeia curta (como o ácido lipoico e butirato) e outros nutrientes que têm antioxidantes e propriedades que contribuem para a imunidade. Além disso, as bactérias intestinais benéficas secretam substâncias que impedem que as bactérias *causadoras de doenças* controlem seu organismo. Em outras palavras, as bactérias que ajudam a saúde se reúnem e evitam o desenvolvimento de patógenos que procuram criar doenças bacterianas. Acredita-se, inclusive, que a proliferação de bactérias benéficas à saúde oferece proteção contra o câncer colorretal.

Ao manter uma dieta saudável, rica em nutrientes e baseada em vegetais, você promove o crescimento de *boas* espécies de bactérias.

A dieta norte-americana comum (que não é saudável) não possui essas bactérias poderosas e protetivas e, ao contrário, promove o crescimento de micróbios que podem prejudicar a saúde e o organismo.

Se você tomar antibióticos repetidamente, diminuirá ainda mais a população de bactérias benéficas que protegem você das bactérias "prejudiciais". Além disso, as bactérias "prejudiciais" se tornam mais resistentes (ou seja, mais difíceis de serem eliminadas com antibióticos da próxima vez). Mais de cem bactérias úteis do intestino se perdem com o uso de antibióticos, o que dá aos micróbios causadores de doenças a chance de se proliferarem e preencherem o vácuo de flora bacteriana criado pela administração repetida de antibióticos.

Aqui estão as funções mais importantes da microflora intestinal (bactérias benéficas):

- suplementar o processo digestivo para sintetizar os alimentos;
- produzir vitaminas, ácidos graxos de cadeia curta e proteínas utilizadas pelo corpo;
- proteger contra o crescimento exagerado de bactérias patógenas e leveduras;
- fortalecer a função imunológica;
- criar nutrientes benéficos que impedem o ganho de peso.

Por outro lado, aqui estão os efeitos maléficos das bactérias patogênicas e leveduras que podem invadir nosso organismo se nossa população de bactérias *benéficas* diminuir demais:

- produzir substâncias tóxicas, incluindo carcinógenos;
- abrigar um reservatório de invasores bacterianos para criar graves infecções futuras;
- provocar problemas digestivos;
- promover a disfunção do sistema imunológico e doenças autoimunes inflamatórias;
- promover o ganho de peso.

Qualquer pessoa que presta atenção às notícias sobre saúde sabe que as bactérias mortais são uma ameaça crescente a todos. Dificilmente uma semana se passa sem que uma bactéria resistente a antibióticos surja para ameaçar uma comunidade. Mais de cem mil pessoas morrem por ano de infecções resistentes a antibióticos contraídas em hospitais.

Como mencionamos antes, os antibióticos são parte desse problema. Eles fazem as bactérias sofrerem mutações de modo relativamente rápido, adquirindo resistência. Essas bactérias resistentes podem, então, transferir material genético a bactérias não resistentes, tornando-as também resistentes.

Vamos analisar como essa resistência ocorre. A exposição aos antibióticos mata bactérias suscetíveis, mas algumas formas não suscetíveis sobrevivem e então se multiplicam. Conforme elas se multiplicam, parte da sequência dos genes, incluindo informação a respeito de como vencer um determinado antibiótico, se espalha. As bactérias podem até transportar *múltiplas sequências* de genes, que oferecem resistência a diversas bactérias diferentes. Esses genes resistentes são, então, excretados pelas bactérias em grupos chamados "plasmídeos" e captados por outras bactérias. É como se outras bactérias estivessem sendo inoculadas com proteção de antibióticos, e, assim, formando e espalhando supervírus que vencem os remédios.

Com o tempo, o uso repetido de antibióticos pode criar um ambiente para infecções recorrentes e transformar uma doença sem importância em uma doença mais séria, causada por uma bactéria bem virulenta mais tarde. Se você toma antibióticos quando eles não são indicados, você aumenta a possibilidade de desenvolver uma infecção mais tarde quando eles forem necessários. O problema é que, nesse momento, se um antibiótico realmente for necessário para uma infecção que coloca a vida em risco, como uma pneumonia bacteriana, haverá uma probabilidade mais alta de ele simplesmente não funcionar.

Pessoas morrem todos os dias por conta de infecções que poderiam ter sido facilmente tratadas com antibióticos no passado. Hoje, os micróbios são resistentes principalmente graças ao resultado do uso indiscriminado de antibióticos para doenças virais. O uso adequado de antibióticos para infecções bacterianas graves é relativamente raro em comparação com o uso inadequado para infecções virais, quando eles não são indicados. Mais adiante, veremos quando os antibióticos são adequados e deveriam ser usados contra uma infecção bacteriana. Lembre-se apenas de que essa ocorrência é extremamente rara.

Antes de passarmos à análise dos remédios atuais para resfriados e gripes, é importante parar e avaliar as boas notícias. Temos, a nosso alcance, a capacidade de permanecer saudáveis. Com as escolhas certas, podemos melhorar radicalmente nosso sistema imunológico. Podemos começar hoje com efeitos quase imediatos, profundos e duradouros.

Remédios para gripe e resfriado

Muitas pessoas que contraem resfriados, bronquite (resfriado forte com tosse), sinusite (resfriado forte com congestão na face), ou faringite (resfriado forte com garganta dolorida) procuram produtos farmacêuticos vendidos livremente ou remédios alternativos para conseguir alívio. E o uso de termos médicos que parecem científicos, como sinusite ou bronquite, não justifica o uso de antibióticos e outras drogas, pois elas continuam sendo doenças virais.

Além disso, a maioria das opções que oferece certo alívio sintomático tem riscos e toxicidades que invalidam a pouca ajuda que oferecem. Os tratamentos procuram aliviar os sintomas (por exemplo tosse e congestão nasal), mas, conforme estes são aliviados, a pessoa permanece doente por mais tempo. Os remédios para gripes e resfriados vendidos livremente na farmácia também são ineficientes (ou reduzem os sintomas de modo muito temporário) e apresentam riscos significativos.

Os sintomas que apresentamos com a doença são a cura natural do organismo e suas medidas de proteção. Suprimir os sintomas, na maioria das vezes, só prolonga a vida útil da doença. Isso é verdadeiro em relação aos medicamentos para baixar a febre, para cessar a tosse e outros do tipo.

Então, como devemos aliviar esses sintomas? Não devemos; em vez disso, devemos oferecer ao organismo os ingredientes necessários para que ele faça seu trabalho. Isso significa descansar mais, comer bem e deixar o corpo realizar suas funções imunológicas sem interferência.

Abaixo, relacionamos alguns dos tratamentos mais comuns para resfriados e gripes, junto com os efeitos pretendidos e os colaterais.

Remédios para a tosse

O dextrometorfano é um famoso supressor de tosse. É o ingrediente ativo de muitos remédios para resfriados e tosses vendidos livremente nas farmácias dos Estados Unidos, como o NyQuil, Robitussin, Dimetapp e outros. Mas, apesar do uso difundido, esses medicamentos não são eficientes. Na verdade, um teste recente de controle de placebo em crianças mostrou que aquelas que tomaram o medicamento à noite não tossiram menos e que ainda dormiram pior por causa da insônia provocada pelo medicamento.[11]

A codeína também não demonstrou ser eficaz no tratamento da tosse causada pela gripe comum. Apesar de a hidrocodona, um narcótico, ser amplamente usada e ter se revelado um razoável supressor da tosse, ainda não foi adequadamente avaliada em resfriados e pode ter sérios efeitos colaterais.

Aprendi, na faculdade de medicina, que é bom que esses supressores de tosse não surtam efeito, porque, se surtissem, as pessoas teriam problemas.

Como dissemos antes, os sintomas da tosse existem por um motivo: para trazer o muco para cima, além das células mortas e partículas de vírus, e para impedir que o muco se acumule e obstrua as vias aéreas.

Se os supressores de tosse fossem eficientes e realmente interrompessem a função da tosse, as doenças virais se tornariam mais prolongadas e sérias, como as pneumonias bacterianas.

Anti-histamínicos

Uma análise feita pelo Cochrane com 35 testes controlados de anti-histamínicos para resfriados e doenças virais não mostrou qualquer evidência de melhora significativa no resfriado comum; no entanto, os anti-histamínicos aumentaram a sonolência.[12]

Medicamentos que combinam anti-histamínicos e descongestionantes, e mesmo sprays nasais tópicos, podem, modestamente, melhorar os sintomas em adultos; no entanto, não permitem a recuperação rápida, e os poucos benefícios devem ser comparados com os possíveis efeitos colaterais.[13] Entre os efeitos colaterais comuns estão dor de cabeça, dor de estômago, constipação, taquicardia, fraqueza, tontura, dificuldade para urinar, problemas para respirar e até ansiedade. Muitos consumidores afirmam que esses efeitos colaterais decorrem da infecção, e não os reconhecem como causados pelo remédio. Recém-criados, os anti-histamínicos sem sedativo, feitos para minimizar esses efeitos colaterais, também são ineficazes para a tosse.

Recomendo o uso de anti-histamínicos apenas se você passa a noite acordado com mal-estar, sem conseguir dormir.

Ibuprofeno (Motrin e Advil) e aspirina

Em geral, os remédios podem aliviar o desconforto causado pela febre, mas não ajudam na recuperação. Na verdade, tomar remédios para reduzir a febre pode prolongar a doença.[14] A febre é algo bom quando se tem doenças virais, assim como qualquer infecção, porque aumenta a capacidade de os glóbulos brancos se unirem e matarem os vírus e as células infectadas por eles. A febre é um sinal positivo de que o corpo está combatendo a infecção. Quando suprimimos a febre com remédios, neutralizamos a habilidade do organismo de combater a doença. Na verdade, em estudos em animais, à medida que a temperatura sobe, a "carga" viral diminui. O tratamento com antipiréticos (medicamento que reduz a febre) também prolonga o "derramamento viral", o que quer dizer que nos tornamos contagiosos, com a possibilidade de transmitir a doença por um período mais longo.[15] O mais importante, de acordo com um teste duplo-cego com placebo, é que, quanto mais tomamos esses remédios, piores ficamos e mais tempo permanecemos doentes.[16] O uso da aspirina e do acetaminofeno foi associado à supressão da reação neutralizadora dos anticorpos e aumentou os sintomas e sinais nasais.

Com certeza, um pouco de ibuprofeno à noite, se o desconforto estiver impossibilitando o sono, pode ser apropriado, mas deve ser usado raramente.

Acetaminofeno (Tylenol)

O acetaminofeno é mais tóxico do que o ibuprofeno e eficiente apenas de quatro a cinco horas. Pode causar danos ao fígado mesmo se tomado nas dosagens recomendadas, embora a maioria dos casos documentados de falência hepática e morte tenha decorrido de administração ou ingestão de dose elevada erroneamente. Em uma pessoa doente que não está se alimentando, que está desidratada ou vomitando, pode aumentar drasticamente o potencial de toxicidade hepática.

O acetaminofeno é uma causa relevante de morte infantil, em parte porque é um ingrediente comum em remédios para resfriados com gosto de fruta. As crianças que ingerem uma dose extra de remédio para resfriado podem estar correndo perigo. O risco de overdose de acetaminofeno em crianças e adultos é agravado pela rotina variada de dosagem e pela variedade de fórmulas nos diferentes produtos disponíveis.

Muitos pais cuidadosos, sem saber, deram doses altas demais de remédio a seus filhos, levando à morte em alguns casos, por não compreenderam nem seguirem as recomendações de dosagem.

Em adultos sadios, até mesmo uma dose de 4g por dia (o equivalente, normalmente, a oito comprimidos extrafortes) pode causar anormalidades no funcionamento do fígado, e as dosagens mais baixas e mais comuns podem causar problemas no trato digestivo. Comprovou-se também que o acetaminofeno aumenta o risco de problemas cardiovasculares sérios: ataques cardíacos, insuficiência cardíaca congestiva e derrames. Todos os pacientes, e especialmente os pais, deveriam ser alertados a respeito do uso do acetaminofeno e dos sérios riscos associados a seu uso normal e exagerado. Com tamanho potencial de toxicidade, esse medicamento não deve ser mantido em casa.

Academia Americana de Pediatria (AAP): *evite* remédios para baixar a febre

A AAP não recomenda tratar as crianças com antipiréticos (remédios que diminuem a febre), mesmo em casos de febre alta. Como está escrito no site deles:

- As febres, normalmente, não precisam ser tratadas com remédios, a menos que seu filho se sinta desconfortável ou tenha histórico de convulsões febris.

- A febre pode ser importante para ajudar no combate à infecção. Nem mesmo as febres mais altas são perigosas ou significativas, a menos que seu filho tenha um histórico de convulsão ou de doença crônica. Mesmo com histórico de convulsão relacionada à febre, tratá-la com medicação não impede que esse tipo de ataque aconteça... se seu filho estiver se alimentando e dormindo bem e tiver períodos de atividades de lazer, ele provavelmente não precisará de nenhum tratamento.

Canja de galinha

A canja de galinha quase não tem efeito sobre o resfriado comum nem sobre outras infecções virais; mas tomar bastante sopa quente pode, temporariamente, aliviar os sintomas nasais. Certamente não diminui a duração da infecção, e, na verdade, pode até prolongá-la devido à interrupção do fluxo de muco e de movimento dos glóbulos brancos do sangue.[17]

De modo geral, um conselho importante em relação à alimentação, quando se está doente, é de que se deve comer coisas leves e evitar produtos de origem animal (como frango), mais difíceis de digerir. Em outras palavras, prefira uma sopa de legumes em vez de canja de galinha. (Veja receitas de sopa a partir da página 213.)

Ar umidificado ou inalação

Usar um vaporizador ou umidificador, da mesma forma, tem pouco ou nenhum efeito sobre a doença. Os estudos demonstraram que esse tipo de recurso não melhora a respiração ofegante ou a tosse, nem alivia os sintomas, assim como também não acelera a recuperação em casos de resfriado comum.[18]

Muita ingestão de líquidos

"Beba muito líquido" é um conselho conhecido quase universalmente e difundido por profissionais da saúde e por famílias em casos de doença. Surpreendentemente (dada a sua fama), isso não tem base científica. Certamente, a desidratação pode ressecar a superfície das mucosas respiratórias, e é importante impedir isso, principalmente quando a perda de água ocorre por causa de diarreia, vômito e febre alta. No entanto, o *excesso* de fluidos (para além da recuperação das perdas) não traz benefícios; não há provas de que ingerir líquido em excesso melhore a resistência a infecções virais ou que acelere a recuperação.

Resumindo, não existe evidência científica, atualmente, de que o aumento da ingestão de líquidos em casos de infecções respiratórias agudas ou além do que a sede exige seja benéfico.

Ao contrário, alguns estudos não experimentais (de observação) mostram que aumentar a ingestão de líquidos durante infecções respiratórias agudas pode causar danos.[19] Se não estiver repondo uma perda de fluidos, a água em excesso pode ter consequências bem negativas. O segredo aqui é não sobrecarregar o organismo demandando que ele faça mais do que o necessário.

Irrigação nasal com soro

Aplicar soro nos seios nasais diariamente pode melhorar os sintomas em pessoas com infecção crônica,[20] mas uma análise de todos os estudos realizados sobre essa terapia em infecções virais graves e no resfriado comum mostra que não há diferença entre tratamentos e controles.[21] Isso quer dizer que submeter seu filho ao desconforto da aplicação de soro pelo nariz não atenuará as complicações nem melhorará os sintomas.

Remédios homeopáticos

O homeopatia (ou medicina homeopática) foi desenvolvida na Alemanha há mais de duzentos anos. O princípio homeopático principal é o de "similares" — ou "igual cura igual" —, o que quer dizer que uma doença pode ser curada por uma substância tóxica que produz sintomas parecidos com aqueles da doença ou problema. Quando um "similar" é identificado, ele é diluído de modo que quase nada da substância original possa ser detectado no produto que é dado como remédio. Algumas pessoas acreditam que é a "memória vibracional" da substância que tem propriedades de cura.

A homeopatia foi desenvolvida com base em teorias que não combinam com os princípios da química e da física modernamente aceitos. Também hoje compreendemos melhor o chamado "efeito placebo" e percebemos como é importante realizar estudos duplo-cego ao avaliar a eficácia dos tratamentos.

Hoje, a palavra "homeopático" é usada como ferramenta de *marketing* para vender produtos naturais e nutricionais que não têm qualquer semelhança com os princípios homeopáticos tradicionais. Em lojas de produtos naturais, transformou-se em um termo de *marketing* sem sentido real.

Alguns medicamentos homeopáticos genuínos são comercializados como produtos para resfriados e gripes. O Oscillococcinum está entre os produtos mais populares comercializados para esse propósito. Uma análise de 2006 desse remédio, realizado pelo Cochrane, incluindo três testes de prevenção e quatro testes de tratamento, concluiu que ele não foi eficiente na prevenção de infecções e teve um efeito insignificante na duração dos sintomas.[22]

Vitamina C

O papel da vitamina C (ácido ascórbico) na prevenção e tratamento do resfriado comum tem sido assunto de controvérsia há sessenta anos, mas a vitamina C continua sendo amplamente vendida e usada como agente terapêutico e de prevenção. Uma análise sistemática do Cochrane com trinta testes randômicos envolvendo mais de 11 mil adultos concluiu que o suplemento de vitamina C profilático (200mg ou mais por dia) não é eficiente na redução da incidência de infecções mais graves do trato respiratório na maioria dos adultos.

Apesar de a vitamina C não reduzir a incidência do resfriado comum na população em geral, pode ter certa importância em uma população seleta com alimentação inadequada ou que esteja sob estresse. Em outras palavras, para quem ingere quantidades inadequadas de frutas e vegetais crus (e, consequentemente, tem níveis baixos de vitamina C e de outros antioxidantes, além de fitoquímicos para o sistema imunológico), a ingestão de vitamina C pode ter algum benefício protetivo, principalmente quando essas pessoas passam por estresse físico ou emocional; para quem já consome vitamina C de modo adequado por meio da ingestão de frutas e vegetais crus, tomar mais vitamina não trará nenhum benefício.

Quando já se está doente, a vitamina C também não demonstrou eficácia. Na meta-análise do Cochrane, que reuniu diversos estudos sobre esse assunto, a vitamina C não demonstrou benefícios em comparação aos placebos quando ingerida no surgimento dos sintomas.[23] Da mesma maneira, nenhum benefício foi observado em relação ao número de dias de duração da doença ou à gravidade dos sintomas.

Meu conselho para as pessoas subnutridas a respeito da ingestão de vitamina C é claro: adote uma dieta rica em vitamina C e outros nutrientes benéficos e não gaste dinheiro com suplementos de vitamina C. Alguns suplementos nutricionais contendo vitaminas e ervas são comercializados como sendo eficientes contra resfriados. Não se deixe enganar. Fabricantes fazem afirmações sem dados reais que atestem a eficácia de seus produtos, e há muitos processos contra propagandas enganosas. Mantenha-se saudável e resistente às doenças o tempo todo, assim não precisará procurar soluções mágicas quando adoecer.

Equinácea

A equinácea, usada em crianças e adultos, tem sido analisada em diversos estudos e não se mostrou eficaz no alívio dos sintomas de resfriado e na diminuição do tempo da doença.[24] Em alguns estudos, essa erva pareceu ter benefício significativo na redução da incidência de infecções virais quando tomada ao longo do inverno, mas esse resultado não foi consistente com estudos mais amplos e de melhor qualidade. Esse possível benefício pode ser menos válido do que aparenta.[25] Certamente, a equinácea não é fundamental na melhoria da imunidade contra infecções, apesar de poder ser usada de modo preventivo ao longo do inverno, durante a época de resfriados e gripes.

Da mesma maneira, outras ervas que costumam ser recomendadas para tratar infecções virais — como andrographis, ginseng, astragalus, hidraste, junípero e pelargônio — também podem ter leve efeito na estimulação do sistema imunológico ou efeitos anti-histamínicos suaves na atenuação de sintomas. No entanto, os dados limitados disponíveis não comprovam uma diminuição no tempo de duração da doença nem maior resistência a infecções.

A maioria dos remédios naturais ou populares não foi testada em análises rigorosas controladas; e aqueles que foram tiveram resultados variados. Tome cuidado, e não faça uso excessivo de nenhum recurso citado anteriormente.

Alho

O alho é um alimento e remédio popular normalmente utilizado para prevenir e tratar resfriados. No entanto, ainda não existem provas clínicas suficientes a respeito da eficácia do alho na prevenção ou tratamento. Um único teste sugere que o alho pode impedir a ocorrência do resfriado comum, mas mais estudos se fazem necessários para validar essa descoberta. Outros estudos não demonstraram a eficácia do alho como tratamento do resfriado comum, e quem afirma que ele ajuda normalmente se baseia em evidências de má qualidade.[26]

Isso não quer dizer que o alho não seja útil. Como vimos antes, o alho e a cebola são alimentos que fortalecem o sistema imunológico. Talvez eles não alterem tão depressa sua função imunológica — não com a rapidez necessária para fazer a diferença depois de você adoecer —, mas comer essa família de alimentos com frequência contribui para a superimunidade.

Meu conselho: continue a comer cebola e alho ao longo do ano e também se estiver doente.

Resveratrol

O composto fitoquímico resveratrol, encontrado na casca das uvas rosadas, em frutas vermelhas e em amendoins, parece diminuir a inflamação e pode combater o envelhecimento em seres humanos; no entanto, testes de longo prazo em seres humanos ainda não atestaram seus benefícios.

Uma pesquisa com esse extrato popular foi feita com seres vivos, mas não com seres humanos. O resveratrol demonstrou ter a capacidade de prolongar a vida e reduzir o índice de envelhecimento em minhocas, moscas-da-fruta e leveduras. Em estudos com roedores, descobriu-se que ele oferece benefícios contra o câncer.[27] Também ficou evidenciado que tem efeitos antiproliferativos em células cancerígenas de seres humanos, e em um teste controlado em pessoas comprovou que ele diminui os pontos de inflamação depois de uma refeição rica em gordura.[28] Apesar de esse e outros estudos parecerem promissores em termos dos possíveis benefícios antienvelhecimento desse composto em seres humanos, não sabemos se um extrato concentrado de resveratrol como suplemento pode ser tão útil quanto os dados de estudos com insetos e animais sugerem. Mesmo assim, os dados reunidos até agora são promissores.

Além disso, o resveratrol parece ter amplos efeitos antivirais. Os estudos com roedores (enquanto ainda não temos exames clínicos controlados de boa qualidade com seres humanos) são surpreendentes. Eles mostram que o resveratrol inibe a reprodução do vírus da herpes simples (HSV) tipos 1 e 2 no começo do ciclo de reprodução do vírus. Estudos com ratos também mostram que o resveratrol inibe ou reduz a reprodução do HSV na vagina e inibe o vírus do herpes-zoster e o da *influenza*, além de melhorar a atividade anti-HIV 1 de diversas drogas anti-HIV.

Minha recomendação aqui é de cautela, mas com esperança. Como o resveratrol e seus compostos têm muitas propriedades potencialmente benéficas e protegem e combatem o câncer de muitas maneiras, desde a inibição da angiogênese até a prevenção do surgimento de um tumor, desativando os carcinógenos,[29] acredito que a suplementação com resveratrol pode ser benéfica, tornando-o, quem sabe, aliado importante não apenas na prevenção do câncer, mas também na recuperação de pacientes já diagnosticados com a doença. A ingestão regular de frutas variadas e frutas vermelhas nos fornece esse composto.

Se você tem um sistema imunológico fraco ou se é suscetível a infecções, considere tomar um suplemento com resveratrol de modo regular.

Zinco

O zinco, mineral essencial que desempenha papel importante na função imunológica, é um nutriente do qual muitas pessoas têm carência.

A ingestão diária recomendada (IDR) de zinco é de 15mg, quantidade que não costuma ser atingida por quem toma suplementos ou ingere alimentos fortificados com zinco — principalmente veganos, vegetarianos ou flexitarianos que não comem frutos do mar e carne todos os dias.

A deficiência de zinco causa disfunção da imunidade mediada pelos anticorpos (humoral) e imunidade mediada pelas células, aumentando, assim, a suscetibilidade a infecções. Segundo evidências consideráveis, a suplementação regular de zinco ou o consumo deliberado de alimentos ricos em zinco pode melhorar a função imunológica e combater infecções e o câncer.

Estudos têm demonstrado que a deficiência de zinco está associada à maior incidência e gravidade das infecções e que o suplemento de zinco é benéfico. A suplementação de zinco:

- diminui a incidência de pneumonia e o uso de antibióticos;[30]
- reduz a duração de resfriados e gripes em um dia ou mais;
- através do leite materno, leva a uma diminuição dos casos de infecções em bebês;
- diminui a mortalidade infantil em mais de 50%.[31]

A maior e mais conclusiva análise sobre esse assunto (a meta-análise do Cochrane, muito respeitada) concluiu que em caso de resfriado ou gripe, a suplementação de zinco reduziu de modo significativo a gravidade dos sintomas e a duração da doença.[32] Entre

Alimentos ricos em zinco

INGREDIENTE	PORÇÃO	mg (zinco)
Ostras médias cozidas	3 unidades	13
Pata de caranguejo-real cozido	1 unidade	10,2
Contrafilé (carne bovina)	112g	5,6
Semente de gergelim crua e com casca	56g	4,4
Semente de abóbora crua ou assada	56g	4,2
Feijão-azuqui cozido	1 xícara (de chá)	4,1
Pinhole cru	56g	3,6
Castanha-de-caju crua	56g	3,2
Semente de girassol crua	56g	2,8
Arroz selvagem cozido	1 xícara (de chá)	2,2
Edamame cozido, com casca	1 xícara (de chá)	2,1
Feijão-preto cozido	1 xícara (de chá)	1,9
Shitake cozido	1 xícara (de chá)	1,9
Fava cozida	1 xícara (de chá)	1,7
Brócolis cozido	2 xícaras (de chá)	1,6
Tahine cru	2 colheres (de sopa)	1,4
Couve-manteiga cozida	2 xícaras (de chá)	1,2

as pessoas que ingeriram zinco 24 horas após o início dos sintomas, o risco de ainda ter sintomas depois de sete dias caía pela metade em relação às pessoas que não haviam tomado zinco. A análise descobriu que o zinco não só reduziu a duração e gravidade dos sintomas do resfriado comum, mas que seu uso regular também agiu na prevenção de resfriados, ocasionando menor uso de antibióticos em crianças. Na prevenção de resfriados, as pessoas que tomaram os suplementos de zinco por pelo menos cinco meses reduziram o risco a dois terços em comparação com as pessoas que não tomaram os suplementos.

De modo geral, parece prudente evitar a deficiência de zinco por meio da suplementação, já que esta, tanto ao longo do ano quanto no caso de uma doença, não parece ser eficiente em populações bem nutridas que já têm bons níveis de zinco.

Aqueles que mantêm uma dieta vegetariana que não inclui sementes e grãos em quantidade suficiente e aqueles que mantêm uma dieta com baixa ingestão de calorias devem pensar em tomar suplementos de zinco com regularidade (isso se o multivitamínico que você já toma não o contiver).

Vitamina D

A vitamina D é única: funciona mais como hormônio do que como vitamina e não é encontrada com frequência nos alimentos. É por isso que se costuma chamá-la "vitamina do sol". Há séculos, suspeita-se que a menor intensidade de luz do sol durante os meses de inverno ocasione o aumento das infecções, incluindo a *influenza*. Um estudo realizado em 2006 com crianças que receberam vitamina D e foram expostas ao vírus da *influenza* comprovou que houve redução da incidência de infecções respiratórias virais no inverno.[33] Isso sugere que a quantidade adequada de vitamina D pode reduzir as infecções virais por meio de sua capacidade de modular o sistema imunológico, aumentando a eficácia de grandes agentes imunitários, incluindo macrófagos, neutrófilos, monócitos e eliminadores naturais de células. Esses resultados foram reforçados por outros estudos que mostram maior risco de doença respiratória aguda em pessoas com baixos índices de vitamina D; além disso, a deficiência de vitamina D tem sido associada a um risco maior de contrair *influenza*.[34] Certamente, é prudente evitar a insuficiência de vitamina D. Manter níveis adequados de vitamina D ao longo do ano é um passo importante na conquista da superimunidade.

Extrato de bagas de sabugueiro

O suco de bagas de sabugueiro é usado para tratar resfriados e gripe. Estudos sugerem que o extrato da baga de sabugueiro (2 a 3 colheres de sopa diariamente para adultos e 1 a 4 colheres de chá para crianças, dependendo da idade) pode inibir o crescimento do vírus da *influenza* e reduzir a duração dos sintomas, ao mesmo tempo que aumenta os níveis de anticorpos contra o vírus.[35] Apesar de os estudos serem preliminares, as evidências sugerem que essas bagas têm propriedades benéficas que melhoram a defesa do organismo contra infecções virais, especialmente a *influenza*.[36]

Os principais flavonoides presentes nas bagas de sabugueiro são as antocianinas; certas cianidinas foram identificadas como responsáveis por aumentar a função defensiva dos monócitos contra as células infectadas por vírus. O mais interessante é que a baga do sabugueiro tem propriedades que evitam a aderência do vírus aos receptores das células. Quando o vírus é impedido de entrar nas células, não consegue se reproduzir, o que pode diminuir a gravidade da infecção.

As antocianinas têm coloração vermelha, roxa, preta ou azul, e são encontradas em frutas vermelhas, na casca da berinjela, em uvas-passas, na casca de uvas, em cerejas e no arroz negro. As antocianinas são responsáveis pelo potencial terapêutico do suco de cereja, que ajuda a diminuir inflamações pelo mesmo motivo. A baga de sabugueiro, preto-azulada, não é particularmente doce, mas, quando concentrada em xarope líquido ou suco, tem alta concentração desses pigmentos coloridos, tornando a absorção mais significativa do que pelas frutas vermelhas comuns. É um dos poucos remédios seguros e provavelmente eficazes que não é tóxico.

Revendo as recomendações para prevenir e tratar doenças

A verdade é que, apesar de os suplementos de frutas e vegetais em pó,[37] os multivitamínicos[38] e outros recursos para a saúde — até mesmo o alho e a vitamina C ou D — demonstrarem ser benéficos para as pessoas com carência ou deficiência de antioxidantes e fitoquímicos, a melhor e mais eficaz maneira de prevenir doenças é mantendo uma nutrição adequada e abrangente ao longo do ano (o que pode ser feito seguindo as recomendações sobre alimentação contidas neste livro). Uma melhoria na dieta é mais eficaz do que qualquer remédio específico para o resfriado.

Quase todas as famílias têm seus remédios e receitas preferidas. Desde canja de galinha a réstias de alho ao redor do pescoço, passando por vestir toucas, você provavelmente aprendeu o que contribui para a imunidade com sua mãe, e ela aprendeu com a mãe *dela*. Infelizmente, não há dados científicos que comprovem a eficácia de canja de galinha, inaladores, chá quente com mel e ervas fedorentas no peito; a maioria desses recursos, na verdade, foi reprovada nos estudos científicos. Quando analisados em testes de placebo de alta qualidade, quase todos os remédios demonstraram não ter efeitos significativos de *tratamento* (exceto em pessoas com certa carência nutricional). Por exemplo, a romã é um superalimento que contribui para a função imunológica, e seu uso prolongado e de outros alimentos supernutritivos pode diminuir a incidência de infecções — em outras palavras, esses alimentos ajudam na prevenção. No entanto, a romã e outros superalimentos não devem ser encarados como remédios para resfriados. Na verdade, esses alimentos muito nutritivos ajudam a manter o sistema imunológico funcionando normalmente.

Até mesmo a vitamina D, as bagas de sabugueiro e o zinco, cuja eficácia foi *comprovada*, provavelmente só auxiliam pessoas cujos índices estão abaixo do adequado. O objetivo, então, é ter uma nutrição adequada e esquecer a ideia de recursos nutricionais quando já se está doente. Tome 15mg de zinco por dia o ano todo e aumente essa ingestão para 30mg quando surgirem os sintomas de resfriado. Os probióticos e o xarope de bagas de sabugueiro podem ser tomados quando você estiver doente. (Avise-me se achar que eles ajudaram.)

Vamos então rever nossas descobertas:

Provavelmente ineficazes	Provavelmente eficazes
Vitamina C	Zinco
Canja de galinha	Vitamina D
Ar umidificado	Flavonoides das bagas de sabugueiro
Água em abundância	Restrição calórica
Equinácea	

Por fim, lembre-se destes pontos importantes quando estiver doente:

- a cor esverdeada ou amarela do muco respiratório não significa que você tem uma infecção bacteriana;
- expectorantes e inibidores da tosse não promovem o efeito desejado e não facilitam sua recuperação;
- tomar vitamina C ou ingerir líquidos em excesso não ajuda;
- os umidificadores e inaladores também não ajudam;
- banhos frios para baixar a febre devem ser evitados; eles não mantêm a febre baixa por muito tempo, e a febre em si aumenta a eficácia do ataque imunológico;

- evite acetaminofeno e outros antipiréticos; se você sentir dificuldade para dormir à noite, tome ibuprofeno junto com algum alimento;
- se você estiver muito doente, fique atento aos sinais de que uma consulta médica seja indicada (veja o capítulo 2);
- reduza a ingestão de alimentos e consuma, principalmente, sucos de vegetais, sopa de legumes, água e saladas de vegetais crus.

Então, agora que sabemos o que funciona e o que não funciona quando o assunto são resfriados e gripe, vamos voltar à nossa dieta e conferir quais gorduras são mais saudáveis, assim como carboidratos e proteínas. Talvez você se surpreenda com o que irá descobrir.

CAPÍTULO 5

CARBOIDRATOS, GORDURAS E PROTEÍNAS SAUDÁVEIS

O conceito mais aceito e comprovado na história da ciência nutricional é que a combinação entre uma grande ingestão de nutrientes e baixas calorias promove a resistência à doença e a longevidade. Essa é a base de minha equação de saúde:

$$\text{saúde} = \text{nutrientes}/\text{calorias}$$

O que esta equação mostra é que você terá saúde à medida que comer mais alimentos com *alta* densidade de nutrientes por caloria e menos alimentos com baixa densidade de nutrientes por caloria. Procure, em primeiro lugar, evitar alimentos com poucos nutrientes, como pães brancos e alimentos processados. Farinha branca, outros grãos refinados (como os encontrados em cereais matinais adoçados), refrigerantes, doces e até sucos de fruta engordam, causam diabetes e elevam os índices de triglicérides e de colesterol, aumentando o risco de ataque cardíaco. Além disso, esses alimentos processados pouco nutritivos diminuem a função imunológica, aumentando o risco de infecções e de câncer.

Por incrível que pareça, em 2010, esses alimentos processados eram responsáveis por 62% das calorias presentes na dieta norte-americana comum.

Consumir calorias sem a presença benéfica de antioxidantes, vitaminas e fitoquímicos leva a um acúmulo de resíduos nas células. Quando você ingere pão branco ou outros alimentos processados sem que venham acompanhados de micronutrientes derivados de vegetais, o corpo não consegue remover os resíduos normais das células. Se nossas células não tiverem a matéria-prima necessária para funcionar normalmente, envelhecemos de modo prematuro e nos tornamos suscetíveis a doenças.

Os três macronutrientes — gorduras, carboidratos e proteínas — nos fornecem as calorias necessárias. Certamente, os norte-americanos ingerem calorias demais, mas não há vantagem para a saúde em tornar a dieta extremamente pobre em gordura. Intencionalmente, não estabeleço uma porcentagem específica de cada macronutriente na dieta, e não recomendo que a gordura seja evitada. Tentar administrar a quantidade exata de cada fonte calórica nos afasta da questão mais importante relativa à alimentação humana: satisfazer a necessidade de macronutrientes sem ingerir calorias em excesso e obter micronutrientes suficientes nesse processo.

Existe uma variedade ampla aceitável na proporção de macronutrientes, desde que a pessoa não ingira calorias demais e a porcentagem de gordura corporal seja favorável. Você pode ficar surpreso ao descobrir que seguir uma dieta que tenha *menos* de 10% das calorias provenientes de gordura *não* é uma recomendação adequada para se manter saudável. Mas uma pessoa pode adotar uma dieta saudável com 15% ou 30% de calorias provenientes de gorduras. Desde que a dieta seja rica em micronutrientes e não exceda a necessidade calórica, a dieta com baixa ingestão de gorduras não ajuda na prevenção e no tratamento das doenças.

Não há provas que sugiram que uma dieta com a mesma quantidade de calorias, mas com menos gordura, ajude a impedir ou tratar um problema cardíaco ou qualquer outra doença. Estudos que comparam as porcentagens de gordura na dieta sugerem que não é o nível de gordura, mas, sim, outras qualidades mais importantes que tornam a dieta mais ou menos benéfica.

Apesar de a porcentagem de gordura não ser fundamental para determinar a qualidade de sua dieta, a quantidade de vegetais coloridos é. Para alcançar um nível ideal de fitonutrientes e outros micronutrientes, é preciso ingerir uma grande quantidade de vegetais todos os dias. De modo geral, você pode avaliar a qualidade nutricional de uma dieta pela porcentagem de vegetais coloridos que ela contém. Quando você consome muitos vegetais, principalmente os verdes, satisfaz a demanda do organismo por fibras e micronutrientes, ingerindo poucas calorias.

Então, para balancear as dietas e satisfazer necessidades calóricas, você pode escolher uma variedade de outros alimentos, incluindo preferencialmente aqueles com carga considerável de micronutrientes. Assim, quando você ingere mais folhas e outros vegetais coloridos, como mais frutas, grãos, castanhas e sementes, naturalmente ingere menos alimentos com qualidade nutricional baixa; isso quer dizer que ingere menos produtos de origem animal e alimentos processados e também menos óleo, pão branco, batata e arroz.

A partir desse princípio, vamos analisar os carboidratos, as gorduras e as proteínas mais detalhadamente.

Os carboidratos não são todos iguais

Certamente, a maioria das pessoas compreende que mirtilos, morangos ou couve-flor são fontes ricas de carboidratos, principalmente quando comparadas com uma barra de chocolate ou com uma fatia de pão branco. Os alimentos com carboidratos naturais e saudáveis não apenas contêm mais micronutrientes como também são cheios de fibras e do chamado amido resistente, que mantém o índice glicêmico (taxa de conversão em açúcar) e a densidade calórica desses alimentos baixos. O amido resistente é como a fibra por ser resistente à digestão e por não se transformar em glicose nem em outros açúcares simples. É um "prebiótico", algo que promove o crescimento de bactérias benéficas, ou probiótico, no trato digestivo; essas bactérias, então, transformam o amido resistente em compostos favoráveis que melhoram o funcionamento do sistema imunológico e reduzem o risco de câncer.[1]

Assim, os amidos mais saudáveis estão em alimentos naturais e ricos em fibras, que costumam conter poucas calorias absorvíveis e nos proporcionam muitos nutrientes por caloria — não agindo apenas como uma injeção de glicose em nosso sistema.

O já mencionado índice glicêmico (IG) avalia, em uma escala de 1 a 100, a resposta glicêmica do sangue a uma quantidade fixa de carboidratos em certos alimentos. A carga glicêmica (CG) é uma classificação parecida, mas costuma ser vista como mais significativa porque leva em consideração a quantidade de carboidratos contida em uma deter-

ÍNDICE GLICÊMICO (IG) E CARGA GLICÊMICA (CG) DE ALIMENTOS COMUNS*

ALIMENTOS	IG	CG
Feijão-preto	30	7
Feijão-mulatinho	25	8
Lentilhas	30	5
Ervilhas secas	25	6
Feijão-fradinho	30	13
Milho	52	9
Cevada	35	16
Arroz integral	75	18
Painço	71	25
Flocos de aveia	55	13
Arroz branco	83	23
Trigo	70	14
Macarrão	55	23
Batata-doce	61	17
Batata	90 (média)	26

* FOSTER-POWELL, K.; HOLT, S.H.; BRAND-MILLER, J. C. International table of glycemic index and glycemic load values: 2002. *The American Journal of Nutrition*, v. 76, 2002, pp. 5-56.

minada porção de cada alimento, e não um número fixo de gramas de carboidrato. Dietas com grandes quantidades de alimentos com alto IG estão associadas a maior risco de diabetes, doenças cardíacas, diversos tipos de câncer e doenças crônicas em geral.[2] Isso quer dizer que uma dieta com muitos pães, massas, batatas, doces e petiscos não só engorda como promove o câncer. Não que você não possa comer *nenhum* alimento com alto IG; mas sua dieta deve conter uma quantidade limitada desses alimentos. A maior parte de sua ingestão de carboidratos deve vir de fontes de baixo IG, como grãos, vegetais e frutas vermelhas.

Existe uma hierarquia nutricional de alimentos naturais ricos em carboidratos. Cereais, vegetais ricos em amido, grãos integrais e outros alimentos nutritivos e naturais costumam ser os mais enfatizados em minhas recomendações, não apenas por causa de seus índices glicêmicos favoráveis, mas também porque são mais ricos em micronutrientes, fibras e amido resistente. O interessante é que a densidade de micronutrientes dos alimentos naturais ricos em carboidratos é igual à densidade de fibras e amido resistente.

Independentemente das relativas qualidades desses carboidratos naturais, as coisas ficam bem piores quando eles são processados. Um exemplo perfeito é um cereal que consiste de farinha muito moída combinada com suco de fruta para adoçá-lo. Quando esse processamento ocorre, resulta em um alimento com alto índice glicêmico e baixo conteúdo de micronutrientes.

Carboidratos aceitáveis

Quais são os alimentos específicos que você deve incluir na dieta para obter os melhores carboidratos? Você tem uma grande variedade de opções à disposição. Feijão, ervilhas, milho, arroz selvagem,

AMIDO RESISTENTE + FIBRAS EM ALIMENTOS COMUNS

ALIMENTO	% de AR	% de FIBRAS	% de AR + FIBRAS	DENSIDADE DE NUTRIENTES SEGUNDO O DR. FUHRMAN
Feijão-preto	26,9	42,6	69,5	10
Feijão-comum	28,0	41,1	69,1	11
Feijão-branco	25,9	36,2	62,1	8
Feijão-mulatinho	24,6	36,8	61,4	11
Lentilhas	25,4	33,1	58,5	14
Ervilhas	24,5	33,1	57,6	7
Feijão-fradinho	17,7	32,6	50,3	8
Milho	25,2	19,6	44,7	4
Cevada	18,2	17,0	35,2	3
Arroz integral	14,8	5,1	20,5	3
Painço	12,6	5,4	18,0	2
Flocos de aveia	7,2	10,0	17,2	2
Arroz branco	14,1	1,5	15,6	1
Trigo	1,7	12,1	13,8	2
Macarrão	3,3	5,6	8,9	1
Batata-doce	-	3,0	-	9
Batata	7,0	2,0	9,0	2

AR = amido resistente. Porcentagens expressas em gramas por 100g de alimentos secos.

cevada, aveia, tomate, abóbora, frutas vermelhas e frutas frescas são exemplos de fontes melhores de carboidratos. Feijão, ervilhas, frutas vermelhas e tomate são os principais da lista. Abóbora, grãos integrais (como aveia), arroz selvagem, quinua, trigo e até a batata-doce seriam as escolhas melhores do que a batata comum, que deveria ficar no fim da lista.

Carboidratos inaceitáveis

Todos os carboidratos aceitáveis acima se tornam inaceitáveis quando muito processados. Além disso, você também deve evitar:

Adoçantes, açúcar, mel, xarope de bordo
Farinha de mandioca
Arroz branco
Massas comuns
Cereais adoçados
Sucos de fruta industrializados e até bebidas à base de sucos de fruta

Lembre-se: os alimentos processados com poucos nutrientes e alto índice glicêmico não apenas engordam, como também atrapalham o sistema imunológico e aumentam o risco de câncer.[3] A maioria das pessoas não sabe que croissants, pão branco, macarrão, bolos, cupcakes, panquecas e a maioria dos outros alimentos "brancos" foram associados a muitos tipos de câncer.

Uma boa regra é evitar qualquer coisa que seja "branca", como açúcar, farinha comum, macarrão comum, batata ou arroz branco. Lembre-se da rima: "Quanto mais alimento branco comer, mais cedo você vai morrer."

Os carboidratos são apenas parte do problema

Você não deve levar em consideração apenas a qualidade dos carboidratos que escolhe, é claro, mas a qualidade das gorduras e proteínas pelas quais opta. Apesar de existir a moda da alimentação "com carboidratos", você deve pensar nos outros nutrientes benéficos que participam do conjunto de alimentos naturais. É que a qualidade das gorduras, das proteínas e dos carboidratos que você ingere

— combinadas — é que influencia sua saúde. Pergunte a si mesmo: os alimentos que estou prestes a ingerir são uma fonte natural de calorias? Têm bastantes fibras, antioxidantes e fitoquímicos? Contêm não apenas os nutrientes conhecidos, mas também muitos que ainda não foram descobertos?

A resposta para essa pergunta costuma estar no grau de processamento. A maioria desses nutrientes frágeis, mas benéficos, se perde em alimentos muito processados ou preparados. Essas são as questões importantes a considerar — mais importantes do que saber se um alimento tem alto ou baixo índice de carboidratos, ou alto ou baixo índice de gorduras ou proteínas.

Gordura: o macronutriente mais mal compreendido

Se você perguntar a uma centena de pessoas qual dos três macronutrientes é menos necessário — na verdade, o mais prejudicial —, existe a chance de todas citarem a gordura. Ainda assim, como vimos na abertura deste capítulo, gordura de *menos* faz mal.

Carência de gordura e déficit de crescimento

Para muitos, uma ênfase excessiva em dietas com baixa gordura tem resultado em problemas de saúde, e veja que as pessoas que seguem essas recomendações ainda não seguiram uma dieta vegana ou flexitariana. Com muita frequência, esses indivíduos não percebem qual é o problema. Costumam voltar a comer grandes quantidades de produtos de origem animal sem saber que alguns dos problemas pelos quais passaram eram devidos à carência de gordura em uma dieta restritiva. Alguns dos problemas de saúde relacionados à carência de gordura são pele seca, cabelos ralos, cãibras musculares, sono insuficiente, triglicérides alto e pouca tolerância a exercícios. Para a maioria dos indivíduos com carência de gordura, ingerir gorduras mais saudáveis, tomar suplementos de ácido docosa-hexaenoico (DHA) — a gordura ômega-3 de longa cadeia é a principal responsável pelos benefícios do óleo de peixe — e comer menos alimentos processados e carboidratos ricos em amido resistente resolve o problema. Algumas pessoas simplesmente necessitam de mais ácidos graxos e ponto-final: tanto ômega-6 quanto ômega-3.

A falta de gordura na dieta também pode comprometer a absorção de vitaminas lipossolúveis (solúveis em gordura) e fitoquímicos saudáveis. Sementes e castanhas são os melhores alimentos ricos em gordura. Quando você ingere sementes e castanhas nas refeições, os ácidos graxos fornecidos aumentam a absorção de micronutrientes que fortalecem o sistema imunológico e os fitoquímicos de modo significativo. Por exemplo, ao comer um molho à base de castanhas ou sementes com a salada, você absorve muito mais dos carotenoides dos vegetais crus. Para ter uma ideia, certos nutrientes são dez vezes mais absorvidos.

Um estudo que detectou níveis de alfa-caroteno, betacaroteno e licopeno mostrou níveis muitos baixos depois da ingestão de saladas com molho sem gordura e altos níveis depois que os mesmos alimentos foram ingeridos com molhos gordurosos.[4]

Como vimos anteriormente, os estudos têm mostrado que uma dieta com apenas 10% das calorias provenientes de gorduras é muito pobre — mesmo para pacientes acima do peso, diabéticos ou cardiopatas. O uso moderado de alimentos mais ricos em gordura é benéfico não apenas para quem tem problema de coração como para quem quer perder peso ou tem diabetes. A literatura científica tem corroborado minha experiência clínica dos últimos 15 anos cuidando de milhares de pacientes com obesidade, diabetes, câncer e doenças do coração, fornecendo provas de que, para cada caloria retirada da dieta proveniente de arroz, batata, pão ou produtos de origem animal e substituída por sementes e castanhas cruas, você terá muitos benefícios para a saúde, como:[5]

- taxa de açúcar no sangue mais baixa;
- colesterol mais baixo;
- melhor proporção entre colesterol LDL e HDL;
- nível de triglicérides mais baixo;
- melhor *status* de antioxidantes;
- melhor absorção de fitoquímicos de vegetais;
- melhor controle do diabetes;
- manutenção de perda de peso;
- reversão mais eficiente de doença cardíaca;
- prevenção de arritmias cardíacas (em pacientes cardiopatas);

- melhor diversidade nutricional e mais saciedade com menos calorias;
- maior proteção contra o câncer;
- aumento das massas muscular e óssea com o passar da idade.

Sementes e castanhas: má fama não merecida

Castanhas e sementes cruas são repletas de nutrientes, como vimos em um capítulo anterior. Elas têm lignanos, bioflavonoides, minerais e outros antioxidantes que protegem o frescor das gorduras que possuem, além de proteínas e esteróis vegetais capazes de diminuir naturalmente o colesterol. Além disso, contam com poderosas elagitaninas (ET) — polifenóis ricos em antioxidantes poderosos e outras propriedades anticancerígenas encontrados em frutas vermelhas, castanhas e sementes, mas que são ainda mais absorvidos das nozes.[6]

Castanhas, sementes e abacate são alimentos ricos em gordura, mas estudos diversos mostram que a ingestão desses alimentos traz muitos benefícios para a saúde.[7] É importante enfatizar que os problemas de saúde associados a uma dieta rica em gorduras vêm do fato de essas gorduras serem de origem animal, com óleos processados e gorduras trans, e não do consumo de castanhas e sementes cruas. Nunca foi publicado nenhum estudo que mostrasse consequências negativas para a saúde do consumo desses alimentos naturais, ricos em gordura de origem vegetal.

Na verdade, os estudos mostram benefícios para a saúde e concluem que tais alimentos devem ser parte importante de uma dieta equilibrada. As castanhas e sementes têm cerca de 175 calorias para cada 30g, e cerca de 60g por dia corresponderiam de 15% a 30% da ingestão calórica diária de gordura recomendada. Um benefício extra é que a adição de sementes e castanhas aumenta as proteínas de origem vegetal em sua dieta. Ou seja, se você ingere menos proteínas de origem animal e as substitui por proteínas de origem vegetal, como sementes, castanhas, leguminosas e verduras, seus níveis de nutrientes aumentam e sua saúde melhora.

O efeito protetivo do consumo de castanhas no que diz respeito às doenças cardíacas não é compensado pelo maior número de mortes causadas por outros motivos. Ou seja, em todas as populações, gêneros e idades, à medida que o consumo de castanhas e sementes aumenta, a morte decorrente de todas as outras causas diminui, e o tempo médio de vida também aumenta.[8] Mas atenção: esses importantes benefícios para a saúde não são obtidos quando óleos, em vez de castanhas e sementes, são utilizados como fonte calórica.

Conceitos errôneos sobre o azeite de oliva

Nenhum óleo deve ser considerado um alimento saudável. Todos os óleos, incluindo o de castanhas e de oliva, tem 100% de gordura e 120 calorias por colher de sopa. O azeite é rico em calorias, pobre em nutrientes e não tem fibras. Coloque algumas colheres de sopa de azeite em sua salada ou prato de legumes e você terá acrescentado centenas de calorias à toa. Resumindo, é o alimento perfeito para ajudar você a ganhar quilos desnecessários e nada saudáveis.

Quando você consome um óleo (de qualquer tipo), não há fibras restantes da fonte original do óleo. Isso quer dizer que todas as calorias são absorvidas rapidamente e estocadas como gordura corporal em poucos minutos.

Quando você ingere sementes e castanhas, por outro lado, a gordura se liga a esteróis, estanóis e outras fibras vegetais. Essa ligação das gorduras no trato digestivo limita a absorção delas e atrai algumas das gorduras prejudiciais que circulam no sangue, levando-as ao trato digestivo para que sejam eliminadas nas fezes. Também podemos dizer que as gorduras ingeridas intactas em sementes e castanhas não estão todas "biologicamente disponíveis". Como resultado, importantes calorias não são absorvidas e, assim, as sementes e castanhas não engordam tanto quanto a mesma quantidade de calorias do azeite faria; além disso, elas têm diversos nutrientes protetores que não existem no azeite.

Pense bem: o azeite é um alimento processado. Ao extrair, por meio de um processo químico, o óleo de um alimento natural (como azeitonas, castanhas ou sementes), você deixa para trás — perde! — a maior parte dos micronutrientes e fica com um alimento fragmentado, que contém pouco mais do que calorias vazias. Quando consome alimentos naturais, como castanhas, sementes de gergelim e de linhaça, em vez de seus óleos, você obtém todas as fibras, flavonoides e nutrientes que eles contêm, assim como todos os outros benefícios para a saúde.

É verdade que os alimentos ricos em gorduras monoinsaturadas, como o azeite de oliva, são menos prejudiciais do que os alimentos cheios de gorduras saturadas e trans. Mas o fato de serem menos prejudiciais não os torna "saudáveis". Os efeitos benéficos da dieta mediterrânea não se devem ao consumo do azeite de oliva, mas de alimentos ricos em antioxidantes, entre os quais legumes, frutas e grãos. Ingerir muito óleo significa que você está ingerindo muitas calorias vazias, o que leva ao aumento de peso e pode causar diabetes, pressão alta, derrame, doenças cardíacas e muitas formas de câncer.

Você pode adicionar um pouco de azeite de oliva a sua dieta se for magro e fizer exercícios físicos. Mas, quanto mais azeite adicionar, mais diminuirá a densidade de nutriente por caloria de sua dieta — e esse não é seu objetivo, já que não faz bem à saúde.

Estudos epidemiológicos a respeito das castanhas indicam uma associação inversa entre frequência de consumo e peso, o contrário do que ocorre com o consumo de azeite. Apesar de as sementes e castanhas não terem poucas calorias e, de fato, terem muitas gorduras, o consumo delas pode diminuir o apetite e ajudar as pessoas a se livrarem do diabetes e a perder peso.[9] Em outras palavras, as pessoas que consomem mais castanhas e sementes costumam ser mais magras, e as pessoas que consomem menos esses alimentos, mais gordas.

Em testes controlados que procuraram avaliar se ingerir castanhas e sementes resultava em ganho de peso, os resultados foram o oposto: comer castanhas e sementes cruas auxilia a *perda* de peso, e não o *ganho*. Vários estudos também mostraram que comer uma pequena quantidade de castanhas e sementes ajuda quem faz dieta a se sentir saciado, a continuar seguindo a dieta e ter mais sucesso na perda de peso a longo prazo.[10]

Isso quer dizer que devemos todos nos sentar diante da TV, comer um saco de castanhas em uma hora e reclamar se ganharmos peso? Claro que não! As pessoas que comem de modo saudável evitam excesso de calorias e não comem por diversão. Coma apenas 30g de castanhas por dia se você estiver muito acima do peso; mas, se for magro, fisicamente ativo, ou se estiver grávida ou amamentando, coma de 60 a 120g (de acordo com suas necessidades calóricas).

Lembre-se de que, ao ingerir esses alimentos ricos em gordura junto com as refeições, eles facilitam a absorção de fitoquímicos benéficos de outros alimentos. Procure comê-los com vegetais e, principalmente, no molho de salada. Além disso, lembre-se de que é melhor comer sementes e castanhas cruas ou levemente tostadas. Ao tostar castanhas e sementes, acrilamidas carcinogênicas são formadas à medida que o alimento escurece, diminuindo as proteínas e criando mais cinzas no processo de tostagem. Quanto mais as castanhas e as sementes forem cozidas, mais aminoácidos serão destruídos. Você também diminui os níveis de cálcio, ferro, selênio e outros minerais no processo de tostagem.

O quebra-cabeça proteico

Também está na moda seguir uma dieta à base de proteínas. Mas não se iluda: é preciso distinguir a verdade da mentira para determinar quais fontes de proteínas são realmente mais benéficas ao nosso organismo.

Proteína animal *versus* proteína vegetal

Nos Estados Unidos, os materiais educacionais relacionados à nutrição usados na maioria das escolas têm sido fornecidos "de graça" por indústrias de carne, leite e ovos há mais de setenta anos. Essas indústrias conseguiram pressionar e influenciar o governo, obtendo leis e subsídios favoráveis — e também propaganda. Elas têm vendido a ideia enganosa de que precisamos de carne, derivados de leite e ovos para estar bem alimentados. Assim, recebemos informações incorretas e perigosas.

Quase todos os norte-americanos ingerem mais proteínas por dia do que o necessário. Na verdade, um norte-americano comum consome mais de 100g de proteínas, cerca de 50% a mais do que a quantidade diária recomendada. Mas, muitos de nós, incluindo atletas, entusiastas do condicionamento físico, fisiculturistas, pessoas que fazem dieta e com sobrepeso, recorrem a compostos de proteínas, bebidas com proteínas e barras de cereais em busca de mais proteínas ainda.

O objetivo é comer menos produtos de origem animal de modo geral, a fim de reduzir a quantidade de proteínas animais e aumentar a quantidade de proteínas vegetais.

É verdade que certos estilos de vida, com exercícios físicos vigorosos e regulares, exigem mais proteínas. Por exemplo, treinos de resistência podem romper as proteínas dos músculos e aumentar nossa necessidade de proteínas para repará-las e fazê-las crescer. Mas a maior necessidade de proteínas é proporcional ao aumento da necessidade de queimar calorias extras com exercícios. À medida que o exercício aumenta nosso apetite, aumentamos a ingestão de calorias — e a ingestão proteica aumenta proporcionalmente. Se satisfizermos essa maior demanda calórica devido aos exercícios pesados com uma variedade comum de alimentos naturais — vegetais, grãos integrais, cereais, sementes e castanhas —, teremos a quantidade precisa de proteínas extras necessárias. Uma variedade típica de vegetais, castanhas, sementes, cereais e grãos fornece cerca de 50g de proteína por mil calorias. Não esqueça: os vegetais têm quase 50% de proteína, e, quando você consome mais vegetais, recebe essas proteínas no pacote da superimunidade e combate ao câncer.

Quando as calorias extras são derivadas de alimentos naturais benéficos à saúde, você obterá muito mais do que apenas proteína; esses alimentos fornecerão a você uma série de antioxidantes para protegê-lo contra o aumento de radicais livres gerados pelos exercícios. A natureza planejou isso muito bem!

Observe esses exemplos de alimentos, apresentados com seu conteúdo calórico e proteico:

Conteúdo proteico de alimentos naturais comuns

	CALORIAS	PROTEÍNAS (EM GRAMAS)
1 xícara (de chá) de ervilhas	120	9
1 xícara (de chá) de lentilhas	175	16
2 xícaras (de chá) de espinafre	84	10,8
2 fatias de pão integral	120	10
1 espiga de milho	150	4,2
1 xícara (de chá) de arroz integral	220	4,8
56g de sementes de girassol	175	7,5
TOTAL	1.044	62,3

Saiba que o máximo de massa muscular que o corpo humano consegue acumular em uma semana é cerca de meio quilo. Esse é o limite máximo da capacidade que a fibra muscular tem de transformar proteínas em músculos; qualquer proteína a mais simplesmente é transformada em gordura. Apesar de os atletas terem uma necessidade proteica maior do que os indivíduos sedentários, esse excedente é facilmente obtido por meio da dieta; o uso de suplementos proteicos não é apenas perda de dinheiro; também não é saudável.

Ingerir mais proteína do que seu corpo precisa, principalmente se for proteína animal, não é uma questão sem importância. Causa envelhecimento precoce e pode provocar outros danos. O excesso de proteína *não* utilizado será transformado em gordura ou eliminado pelos rins.

Eliminar o excesso de nitrogênio pela urina retira cálcio e outros minerais dos ossos e aumenta os casos de pedras nos rins. Os alimentos vegetais são alcalinos. Os produtos de origem animal são alimentos ácidos, e o estômago precisa produzir muito ácido clorídrico para digeri-los. Essa onda de ácido no sangue, depois de uma refeição rica em proteína, exige uma reação básica igualmente potente por parte do corpo para neutralizar o ácido. Obtemos essa contribuição necessária à custa dos ossos, que fornecem seus minerais. Os ossos, literalmente, se dissolvem por causa disso, transformando-se em fosfatos e cálcio. É o primeiro passo para a perda óssea que leva à osteoporose.

A grande ingestão de sal, por sua vez, contribui para fazer nossa massa óssea ir de vez pelo ralo. O estímulo excessivo ao trabalho dos ossos também causa um aumento na sintetização e remodelagem dos ossos, o que pode provocar osteoartrite e depósito de cálcio em outros tecidos.

Os exercícios, e não a proteína excedente, é que dão força, deixam os ossos mais fortes e os músculos maiores. Quando você estimula o crescimento de modo artificial, com alimentação exagerada e consumo excessivo de produtos de origem animal, você pode adquirir um índice de massa corporal (proporção peso/altura) maior, mas isso também acrescentará gordura a seu corpo. É preciso ter cuidado, pois um índice de massa corporal mais alto, mesmo que essa massa adicional seja formada, em grande parte, por músculos, está ligado à morte prematura. Os jogadores de futebol americano correm o dobro do risco de morrerem prematuramente por problemas cardíacos do que a população em geral, e muitos deles morrem antes de completarem cinquenta anos.[11] Dos mais de seiscentos atletas olímpicos da equipe da Alemanha Ocidental de 1964, menos de dez ainda estão vivos. Estimular o crescimento de músculos com suplementos e esteroides não parece muito sábio, visto nesse contexto. A massa corporal em excesso, inclusive o desenvolvimento muscular em excesso pela ingestão exagerada de produtos com altos índices de proteína animal, é um fator de risco para ataques cardíacos e outras doenças mais tarde.

Não podemos julgar a saúde pelo tamanho; devemos julgá-la pela resistência a doenças graves, pelo potencial de longevidade e pela manutenção de nosso vigor e condição atlética na velhice. Ao tentar se exercitar e se alimentar de forma a se manter saudável, um dos objetivos deveria ser reduzir, e não aumentar, o consumo de alimentos e proteínas de origem animal.

O paradoxo proteico

Um hormônio conhecido como "fator de crescimento semelhante à insulina tipo 1" (IGF-1) é um dos principais indutores do crescimento tanto no útero quanto durante a infância, além de exercer funções anabólicas na fase adulta. A produção de IGF-1 de uma pessoa é estimulada pelo consumo maior de proteínas de alto valor biológico, ou seja, proteínas que têm todos os aminoácidos essenciais em proporção para otimizar o crescimento. A proteína de produtos animais se encaixa nessa descrição: tem um valor biológico muito alto. Assim, a preocupação errônea de maximizar o crescimento por meio do alto consumo de proteínas animais tem aumentado os índices de IGF-1. A produção de IGF-1 ocorre principalmente no fígado, e é estimulada pelo chamado "hormônio do crescimento" (HC). O IGF-1 é um colaborador-chave no desenvolvimento do cérebro, no crescimento muscular e ósseo e na maturação sexual. Os níveis mais altos de IGF-1 ocorrem durante o pico de crescimento e a fase de maturação sexual da puberdade. A questão aqui é que esses *elevados* níveis de IGF-1, resultantes da dieta atual rica em proteínas de origem animal, têm sido relacionados ao câncer; de fato, são tidos como responsáveis em grande parte pelos altos índices de câncer no mundo moderno.

Os cientistas começaram a notar que índices mais altos de hormônios sexuais, como estrogênio e testosterona, estavam associados ao câncer de mama; mais recentemente, a insulina e o IGF-1 se mostraram importantes causadores de câncer também. A relação entre o aumento do IGF-1 e o câncer é reconhecida há anos. Na verdade, os remédios de combate ao câncer que têm como alvo o IGF-1 começaram a ser desenvolvidos no final dos anos 1990, e mais de setenta testes clínicos foram iniciados desde então, muitos deles com resultados animadores.[12] Como o IGF-1 desempenha papel importante no crescimento de tumores, reduzir os níveis de IGF-1 ingerido por meio da alimentação é considerado pelos cientistas uma medida eficaz contra o câncer.

O IGF-1 é essencial para o crescimento e o desenvolvimento na infância, como já dissemos; mas, se os níveis continuam altos durante a fase adulta, acabam acelerando o envelhecimento, a função imunológica e provoca câncer. Por outro lado, o IGF-1 reduzido tem sido associado a um tempo de vida maior.[13] A ênfase exagerada nas proteínas, com o consequente aumento dos níveis de IGF-1, tem infelizmente desempenhado um papel importante no aumento dos casos de câncer dos últimos cem anos. A ingestão excessiva de carboidratos refinados também tem efeito prejudicial sobre os níveis de IGF-1. A ingestão desses carboidratos leva a um aumento na produção de insulina, que regula o metabolismo da energia (e também aumenta a produção de IGF-1 e diminui a produção de proteínas ligadas ao IGF).[14] O diabetes tipo 2, na qual o organismo não consegue utilizar de modo adequado a insulina existente, está associada aos cânceres de mama, colorretal e pancreático, e existem evidências de que o estímulo à produção de IGF-1 mediada pela insulina é parcialmente responsável por esse aumento dos casos de câncer.[15]

Devido à menor liberação do hormônio do crescimento (HC), os níveis de IGF-1 naturalmente diminuem com a idade. Em média, a quantidade de IGF-1 é de aproximadamente 150ng por mililitro aos 50 anos, e de 100ng por mililitro aos 80 anos.[16] Como o HC pode estimular o crescimento muscular, ele costumava ser prescrito por alguns médicos de medicina alternativa, que o viam como um hormônio antienvelhecimento. Mas estudos descobriram que aumentar o HC até concentrações como as de um jovem não era benéfico; na verdade, o tratamento com o HC aumentava a mortalidade em idosos e pacientes enfermos, e o diabetes e a intolerância à glicose em adultos saudáveis.

Hoje em dia, existem muitas evidências a respeito do efeito de se aumentar o tempo de vida a partir de níveis baixos de IGF-1 na fase adulta.[17] Os níveis mais altos de IGF, além de provocarem câncer, também aumentam o potencial para a demência. Comprovou-se que níveis mais altos de IGF-1 são causadores de Alzheimer, e que níveis mais baixos de IGF-1 reduziram os sintomas de neurodegeneração.[18] Em tecidos que demandam IGF-1 para seu funcionamento na fase adulta, a produção "regional" de IGF-1 em tecidos musculares exercitados compensa os níveis reduzidos de IGF-1 em circulação. Ou seja, níveis mais baixos ajudam na longevidade e aparentemente não causam problemas.[19]

As células do corpo se multiplicam o tempo todo. Quando o dano a uma célula ocorre, os níveis de IGF-1 provocam a multiplicação de células que não se desenvolveriam e não se tornariam tumores malignos se não fosse pelo estímulo de IGF-1. O estímulo de IGF-1 está envolvido em diversos processos relevantes ao crescimento do tumor: proliferação, sobrevivência, aderência, migração, invasão, angiogênese e crescimento metastático.[20]

Níveis mais altos de IGF-1 têm sido associados com quase todos os tipos de câncer, mas a maior parte dos dados disponíveis diz respeito aos tipos mais comuns: de mama, de próstata e colorretal. O European Prospective Investigation into Cancer and Nutrition (EPIC) descobriu que níveis elevados de IGF-1 estavam associados a um aumento de 40% no risco de câncer de mama em mulheres na fase pós-menopausa.[21] No Nurses' Health Study, níveis altos de IGF-1 apontaram duas vezes mais risco de câncer de mama em mulheres na pré-menopausa.[22] Quatro meta-análises também associaram níveis elevados de IGF-1 ao câncer de mama.[23] Níveis elevados de IGF-1 também foram associados ao câncer colorretal, em pesquisa que demonstrou que o IGF-1 promove a expansão das células de câncer colorretal.[24] Por fim, uma meta-análise feita em 2009 de 42 estudos concluiu que um maior nível de IGF-1 está associado ao aumento do risco de câncer de próstata.[25]

Acredita-se que os efeitos combinados da redução de IGF-1 e níveis baixos de inflamação sistêmica são o mecanismo pelo qual centenários (pessoas com mais de cem anos) se protegem contra o câncer.

A inflamação celular é causada pelo excesso de radicais livres e por espécies reativas de oxigênio, como discutimos anteriormente, e pode ser evitada com a alimentação adequada. Assim, fica fácil entender por que as práticas de alimentação atuais promovem tanto o câncer. Se você quiser viver até os cem anos com saúde, precisará ter níveis baixos de IGF-1 no organismo e níveis altos de moléculas anti-inflamatórias. Os genes que parecem melhorar os mecanismos de combate do DNA para lutar contra as mudanças que poderiam causar câncer são mantidos por níveis mais altos de moléculas anti-inflamatórias e micronutrientes de vegetais, e níveis mais baixos de IGF-1. O efeito combinado de uma dieta rica em fitoquímicos que resulta em menos inflamação e estresse oxidativo, junto com a redução no IGF-1, é o segredo para aumentar a longevidade e proteger contra o câncer.[26]

Por que as proteínas vegetais são melhores

Os aminoácidos são as unidades estruturais da proteína. Nove deles são considerados "essenciais", o que quer dizer que o organismo não consegue produzi-los a partir de outros aminoácidos. Como vimos antes, consumir alimentos com proteínas que sejam mais "completas" em todos os aminoácidos essenciais — como as proteínas de origem animal — provoca aumentos bem maiores no IGF-1 do que as proteínas não tão completas, biologicamente falando, e com mais aminoácidos *não essenciais*.

De modo geral, as pessoas que ingerem maior quantidade de produtos de origem animal têm plasma de IGF-1 mais alto — ou seja, IGF-1 medido no sangue — do que as pessoas que ingerem menos.[27] Nas mulheres, depois de ajustada a ingestão calórica, nenhuma associação foi detectada entre a ingestão de gorduras ou carboidratos e IGF-1, mas a proteína animal e o leite elevaram o IGF-1 a níveis perigosos. Isso sugere que uma dieta com menos proteínas animais é o fator mais alterável para a manutenção de um nível mais baixo e saudável de IGF-1.[28]

É interessante perceber que a ingestão de gorduras saturadas não aumenta o IGF-1 diretamente, mas, como está associada a níveis mais baixos de proteínas ligadas ao IGF, aumentam ainda mais o IGF-1 livre circulante.[29] Os níveis de IGF-1 também são mais baixos em veganos.[30]

De todas as proteínas vegetais, a soja tem distribuição de aminoácidos essenciais mais "completa", ou seja, mais próxima da proteína animal; a soja tem níveis muito mais elevados de muitos aminoácidos essenciais do que outros alimentos naturais. Enquanto as proteínas animais e da soja têm um conteúdo maior de aminoácidos essenciais, outras proteínas vegetais têm quantidades mais do que adequadas para a nutrição humana.[31] Para diferenciar os efeitos da proteína da soja e da proteína de outros alimentos, os pesquisadores estudaram a ingestão de proteínas de mulheres veganas mais a fundo e descobriram que a proteína vegetal não originária da soja está associada a níveis mais baixos de IGF-1, e a proteína da soja, a níveis mais altos de IGF-1.

O Exame de Estilo de Vida relacionado ao câncer de próstata (Prostate Cancer Lifestyle Trial), de Dean Ornish, observou que uma dieta vegana pobre em gordura com suplemento de proteína da soja aumentou o IGF-1, mas também aumentou as proteínas ligadas ao IGF; assim, a soja, em quantidades moderadas, não teve efeito significativo no IGF-1 livre.[32] Esses resultados indicam que a proteína de soja, apesar de poder aumentar os níveis de IGF-1, ainda não é tão perigosa quanto a proteína animal. No entanto, quanto mais nos concentrarmos nessas proteínas e as ingerirmos de modo isolado, mais possibilidade haverá de elas estimularem a produção de IGF-1. As intervenções na dieta usando proteína de soja isolada mostraram aumentos no IGF-1, mais do que na dieta de grãos de soja apenas.[33] Em resumo: grãos de soja ou alimentos derivados da soja minimamente processados (como o tofu e o tempeh) são aceitáveis; no entanto, tentar obter mais músculos com concentrados de proteína de soja *isolada* (como em pó) não é aconselhável.

Níveis altos de IGF-1 certamente são prejudiciais à saúde, uma vez que estão fortemente relacionados ao câncer, à doença cardíaca e à mortalidade em geral. Reduzir ao mínimo ou evitar a proteína animal e a proteína de soja isolada deveria ser o objetivo para manter os níveis de IGF-1 em um patamar seguro. Quando os níveis de IGF-1 ficam muito *baixos*, você não precisa se preocupar, desde que esteja ingerindo uma grande variedade de alimentos naturais que promovem a saúde.

A mensagem a ser considerada aqui é que as proteínas animais — até mesmo as claras de ovos e a carne branca magra — não favorecem a longevidade, e a obsessão da sociedade atual em consumir proteínas em excesso é a raiz de nossa epidemia de câncer. A superimunidade só pode ser conquistada por meio de uma dieta com níveis bem mais baixos de produtos de origem animal do que a maioria de nós consome hoje.

Revendo conceitos importantes

O elemento-chave para manter a saúde em dia é consumir mais vegetais, frutas, castanhas, sementes, cereais e outros alimentos ricos em nutrientes. À medida que você ingere maiores quantidades desses alimentos protetores, mais satisfará as necessidades de micronutrientes de seu organismo e naturalmente reduzirá a quantidade de produtos de origem animal e alimentos processados em sua dieta sem precisar de truques, contagem de calorias ou controle de porções. Os alimentos com maior nível de micronutrientes que prolongam a vida com menos calorias são os vegetais verdes. Como você já sabe, eles são a base de minha dieta nutritária. Se você estiver acima do peso, quantos mais vegetais verdes e menos de tudo o mais você comer, mais magro e saudável ficará. Todos os seres humanos dependem de uma quantidade suficiente de nutrientes derivados dos vegetais verdes, e alguns desses nutrientes devem ser consumidos crus para que sejam aproveitados ao máximo pelo organismo. Isso quer dizer que uma salada grande por dia, com alface e outras verduras, tomate e outros vegetais crus, é importante.

Comer alimentos com alta densidade de nutrientes é importante, mas também precisamos de variedade nutricional suficiente para satisfazer todas as necessidades de nutrição do organismo. Para satisfazer essas necessidades de modo a maximizar sua função imunológica, você precisa ter certeza de que os alimentos que escolheu ingerir cobrem todas as frentes que lhe permitem alcançar a superimunidade. Aqui estão cinco regras simples que você deve memorizar se quiser ter um sistema imunológico eficiente:

- coma uma salada grande todos os dias;
- coma pelo menos meia xícara de cereais/legumes em uma sopa, salada ou outro prato uma vez por dia;
- coma pelo menos três frutas frescas por dia, principalmente frutas vermelhas, sementes de romãs, cerejas, ameixas e laranjas;
- coma pelo menos 30g de sementes e castanhas cruas por dia;
- coma pelo menos uma porção grande (equivalente a duas porções) de vegetais verdes crus, cozidos, ou em sopas e ensopados por dia.

Evite estes cinco alimentos mortais:

- carne assada, carne processada e carne vermelha temperada vendida em mercados;

- alimentos fritos;
- derivados do leite integral (queijo, sorvete, manteiga) e gorduras trans (margarina);
- refrigerantes, açúcar e adoçantes artificiais;
- produtos feitos com farinha branca.

DENSIDADE NUTRICIONAL DOS TRINTA PRINCIPAIS SUPERALIMENTOS

Para alcançar a superimunidade facilmente, relacionei os trinta principais alimentos abaixo. Esses alimentos estão associados à proteção contra o câncer e à promoção de uma vida mais longa e saudável. Inclua o máximo que conseguir desses alimentos em sua dieta. *Você é o que você come. Para ser melhor, você deve comer melhor!*

folhas de mostarda e de nabo 100
couve-manteiga 100
agrião................................. 100
couve-de-bruxelas 90
couve-chinesa 85
espinafre 82
rúcula....................................77
repolho 59
brócolis 52
couve-flor 51
alface-romana 45
pimentão verde e vermelho...41
cebola 37
alho-poró...............................36
morangos...............................35
cogumelos 35
tomate e produtos derivados do tomate 33
romã/suco de romã 30
cenoura/suco de cenoura ..30/37
amoras.................................29
framboesas 27
mirtilos................................27
laranja 27
sementes: linhaça, girassol, gergelim, chia.....................25
uvas rosadas 24
cerejas 21
ameixas 11
grãos (todas as variedades) 11
nozes 10
pistaches 9

Agora que você sabe quais alimentos são superalimentos e o que deve comer para conquistar a superimunidade, a pergunta que fica é qual a quantidade de alimentos processados, batata frita, pizza, hambúrguer e arroz branco você pode comer e ainda assim estar protegido. Se você adora carne, aposto que está se perguntando quanto alimento de origem animal pode comer e ainda assim permanecer saudável.

A resposta nem eu sei ao certo, nem ninguém sabe, mas minha análise da literatura científica mundial dos últimos vinte anos sugere que a combinação de alimentos processados e produtos de origem animal deve corresponder a menos de 10% de sua ingestão calórica total; se for além disso, começará a pagar um alto preço em problemas de saúde. De modo geral, tente não comer mais de um ou dois alimentos por dia que não sejam bons para a saúde.

Se você for mulher e comer entre 1.400 e 1.800 calorias por dia, apenas 150 calorias por dia devem vir de produtos de origem animal e carboidratos refinados (como aqueles encontrados em um biscoito ou no macarrão comum). O restante dos alimentos deve ser natural, como vegetais verdes, cereais, sementes e castanhas. Se você for homem e ingerir entre 1.800 e 2.400 calorias por dia, só 200 calorias devem vir de alimentos assim.

Isso quer dizer que, se você usa algumas colheres de sopa de azeite, terá usado o permitido de calorias pobres em nutrientes. Então, se for ingerir uma proteína animal, não use azeite. Ou, se for comer pão, não coma a proteína animal.

Pão integral, massa integral e cereal integral não precisam ser considerados nesse limite, é claro. Apenas produtos feitos com farinha branca ou grãos processados entram na categoria de alimentos processados.

Lembre-se de que 150 e 200 calorias são os limites diários de baixo nutriente para a maioria dos homens e das mulheres. A lista a seguir mostra exemplos de alimentos e indica quanto de cada é permitido em sua ingestão calórica diária.

Quando o assunto são os produtos de origem animal ou alimentos processados, procure fazer as melhores escolhas entre as disponíveis. O hambúrguer de *fast-food* feito com carne de boi criado em cativeiro é perigoso e deve ser ingerido de modo controlado e limitado. Então, recomendo que você escolha ovos caipiras, carne de gado alimentado no pasto, peixes e frango criados de forma natural, sem hormônios. Da mesma maneira, quando falamos sobre doces, os feitos em casa são sempre melhores, com frutas secas ou frescas como agente

ALIMENTO	150 CALORIAS	200 CALORIAS
azeite de oliva	1¼ colher (de sopa)	1¾ colher (de sopa)
peito de frango	90g	120g
pizza	½ fatia	¾ fatia
batata frita	15 unidades	20 unidades
rosquinha	¾ rosquinha	c. 1 rosquinha
macarrão comum	¾ xícara (de chá)	c. 1 xícara (de chá)
ovos mexidos	½ ovo	2 ovos
leite integral	340ml	425ml
leite desnatado	395ml	540ml
biscoito de aveia	2 biscoitos	2½ biscoitos
salmão	105g	145g
tilápia	120g	170g
bife de carne vermelha magra (grelhado)	60g	90g
queijo cheddar	35g	45g

adoçante, e não os adoçantes convencionais. E, por falar em pratos caseiros, por que não fazer biscoitos, um bolo ou um sorvete com as opções dadas na seção de receitas ao final deste livro?

Com o tempo, a maioria dos nutritários (incluindo eu mesmo) passou a aproveitar mais as opções saudáveis em relação aos alimentos convencionais, de *fast* e *junk food* e os muito processados. Quando você começar a comer para se manter saudável, essas outras opções se tornarão cada vez menos atraentes e, em pouco tempo, o desejo ou a vontade de comê-las simplesmente desaparecerão.

Outra boa notícia é que meus anos de experiência no campo da nutrição me levaram a ter relações incríveis com chefs importantes de todo o mundo. E posso dizer que, a partir dos chefs, a qualidade e a natureza supersaudável do que está disponível está começando a mudar.

"Gourmet" não quer mais dizer um pedaço grande de carne com uma batata recheada ao lado. Temos hoje alguns dos melhores chefs do mundo preparando alimentos saudáveis. Podemos manter uma dieta que contribua para o sistema imunológico, proteja contra o câncer e, ainda, seja deliciosa.

Uma pesquisa com milhares de nutritários que adotaram esse estilo de vida para manter a saúde e viver mais descobriu que, depois de um período de ajuste de poucos meses, a maior parte deles passou a gostar dos novos alimentos e receitas tanto ou mais do que gostava dos alimentos que ingeria antes.[34] O que pode parecer radical agora em breve se tornará delicioso e mudará sua vida.

CAPÍTULO 6

FAÇA A ESCOLHA CERTA

Todos os dias, temos centenas de escolhas a fazer a respeito do que ingerimos. Algumas dessas escolhas podem ser difíceis sem o conhecimento dos fatos. Existem muitas informações falsas disseminadas por aí, e muitas vezes vi pessoas tomarem importantes decisões a respeito da saúde com base em informações errôneas. Pela experiência com meus pacientes, já respondi e continuo respondendo a dezenas de milhares de perguntas específicas a respeito dessas escolhas.

Nas próximas páginas, escolhi as informações mais importantes e práticas de que precisamos ter conhecimento — tudo, desde quantidades de proteína animal e sal até fontes de ômega-3, passando pelos suplementos vitamínicos. Ofereço recomendações específicas que respondem a algumas das perguntas mais polêmicas na área da saúde, apoiadas pelos dados científicos mais recentes disponíveis. É importante lembrar que a mudança na forma de se alimentar não acontece da noite para o dia. No entanto, milhares de pessoas já fizeram essa mudança e descobriram que era muito mais fácil e delicioso do que pensavam. À medida que sua saúde vai melhorando com uma alimentação mais adequada, as papilas gustativas se tornam mais especializadas e você aprende a amar o que está comendo.

É preciso tempo para criar novas preferências alimentares, mas a espera valerá a pena — e minhas receitas tornam essa mudança deliciosa.

Ao longo do livro, passei orientações a respeito do caminho a seguir para obter a superimunidade. Devido à pesquisa realizada no campo da ciência nutricional, temos à disposição todos os fatos de que precisamos. Sabemos quais alimentos podem levar a uma vida longa e saudável, assim como quais alimentos e escolhas podem trazer prejuízo à saúde. O esforço que você faz para manter sua saúde em dia é recompensado cem vezes. Manter-se saudável torna-se a base de seu sucesso e felicidade na vida. Escolher os alimentos certos tem o poder de salvar sua vida. Vamos começar essa jornada juntos a partir de agora.

Veganos quase veganos

Uma pergunta que sempre me fazem é se uma dieta vegana, totalmente livre de produtos de origem animal, é melhor ou mais saudável do que uma dieta que inclui uma pequena quantidade de produtos desse tipo.

A resposta científica não tendenciosa é que ninguém sabe ao certo. Apesar de os veganos terem índices mais baixos de ataques cardíacos e, em geral, menos câncer do que a população normal, esses mesmos benefícios foram atestados em pessoas que seguem dietas saudáveis nas quais há o consumo ocasional de produtos de origem animal. Isso inclui, por exemplo, os quase vegetarianos, que comem carne vermelha ou peixe apenas uma vez por semana.[1] Uma revisão de cinco estudos sobre mortalidade a respeito desse assunto mostrou que as pessoas que comiam peixe de vez em quando apresentavam números tão impressionantes quanto os dos veganos. As sociedades mais antigas da história — como os hunzas na Ásia central, os abecásios no sul da Rússia, os vilcabambans nos Andes da América do Sul e os okinawas no Japão — ingeriam poucos produtos de origem animal, mas não eram totalmente veganas.[2] Conforme passamos do uso ocasional de produtos animais até seu uso em grande escala, vemos evidência de mais doenças cardíacas e mais tipos de câncer surgindo.[3] Claramente, é a combinação de mais frutas e mais vegetais, com menos produtos de origem animal, que nos oferece a maior oportunidade de longevidade.[4]

Nos Estados Unidos, a pesquisa mais importante para esclarecer essa questão estudou os Adventistas do Sétimo Dia, um grupo religioso ideal para a pesquisa, já que quase todos os membros evitam tabaco e álcool e seguem um estilo de vida saudável. Cerca da metade deles são vegetarianos, e a outra metade consome pequenas quantidades de carne. O estilo de vida dos adventistas permitiu aos cientistas separar os efeitos de não comer carne de outras boas práticas para a saúde. Os pesquisadores também estudaram as pessoas que comiam produtos de origem animal apenas uma vez por semana, os quase vegetarianos, como foram chamados. Esse estudo de 12 anos, publicado no *Archives of Internal Medicine* de 2001, descobriu que os Adventistas do Sétimo Dia nos Estados Unidos eram a população mais antiga já analisada formalmente. Os vegetarianos rígidos do sexo feminino (veganas) tinham a maior média de vida, 85,7 anos (mais de seis anos a mais do que a da mulher californiana comum), e os homens, 83,3 anos (nove anos e meio a mais do que a do homem californiano comum). Os que viviam mais eram os vegetarianos que comiam castanhas e sementes regularmente; os veganos que comiam castanhas viveram um pouco mais do que os quase vegetarianos.

O efeito de comer castanhas e sementes regularmente esteve mais significativamente correlacionado à maior longevidade do que a rigidez da dieta vegana. Isso quer dizer que as pessoas que seguiam uma dieta quase vegana, com consumo regular de sementes e castanhas, viviam mais do que os veganos rígidos que não comiam castanhas e sementes. De modo geral, os estudos a respeito da longevidade mostram reduções importantes no risco de câncer entre as pessoas que evitavam carne.[5]

A dieta contemporânea nos Estados Unidos e em muitos outros países inclui mais de 25% das calorias advindas de produtos de origem animal. Como espero que o capítulo anterior tenha deixado claro, depois de meu estudo a respeito desse assunto, avaliando cuidadosamente as evidências científicas, ficou óbvio que não deveria haver mais nenhuma controvérsia a esse respeito: a preponderância de evidências é enorme e conclusiva na percepção de que, para maximizar a longevidade, precisamos reduzir o consumo de produtos de origem animal e consumir mais produtos de origem vegetal.

Uma boa pergunta a ser feita em pesquisas futuras é se minha estimativa de 10% de calorias como limite máximo para produtos de origem animal é suficientemente restritiva para maximizar o tempo de vida se a dieta for excelente.

O problema é que poucas pessoas conseguem estudar essa questão sem se deixarem influenciar por crenças predeterminadas. Nos tempos modernos, a nutrição se tornou parecida com a política, com várias convicções que defendem diferentes abordagens. Cada área tem uma missão, uma pauta e um ego a proteger. Alguns gurus que pregam dietas ricas em proteínas e pobres em carboidratos defendem o consumo de mais do que o dobro da quantidade de produtos de origem animal já consumidos normalmente, com a falsa ideia de que aumentar a ingestão de proteína animal resultará em perda de peso satisfatória e mais saúde. Se algumas pessoas conseguem perder peso com essa dieta ou não, é quase irrelevante diante do preço que acabam pagando: morrer bem mais cedo. Você também poderia fumar cigarros para perder peso!

Por outro lado, o movimento vegano frequentemente usa a ciência disponível de modo seletivo, propondo e interpretando estudos de forma a apoiar a dieta completamente livre de produtos de origem animal. Isso não quer dizer que não existam argumentos éticos e corretos para justificar uma dieta vegana e seu valor para a humanidade.

Contudo, sou um cientista nutricional, pesquisador e médico, e meu trabalho é ter cuidado para que minha opinião não seja influenciada por motivações secundárias e visões pessoais, mas sim que se baseie na ciência da alimentação e da saúde, minha especialidade. Um verdadeiro cientista testa uma teoria sem pauta predeterminada e coleta não apenas os fatos favoráveis a sua posição, mas todos os fatos.

Uma dieta totalmente vegana é pobre em vitamina B12, o que pode resultar em níveis inadequados de EPA e DHA (ácido eicosapentaenoico e docosa-hexaenoico), gorduras benéficas que costumam ser encontradas no salmão e na sardinha. Se vivêssemos em épocas antigas, sem a possibilidade de complementar uma dieta vegana com vitamina B12, ela seria uma opção inadequada. Mas, hoje, é fácil suplementar uma dieta de modo adequado, garantir que nenhuma carência ocorra; e podemos até fazer exames de sangue para ter certeza de que nossos níveis estão bons. Isso quer dizer que uma dieta vegana se torna não apenas uma boa opção, mas, talvez, a mais saudável de todos os padrões alimentares.

A inclusão de peixe para se beneficiar de ácidos graxos saudáveis pode ajudar um subgrupo de veganos que normalmente não ingere quantidades ideais de gorduras ômega-3 de cadeia longa encontradas no peixe. Esse assunto preocupa quem está envelhecendo, já que a habilidade de autoprodução de gorduras de cadeia longa diminui na velhice; e, na minha experiência, uma deficiência nessa área é mais comum entre os homens. Mas até mesmo isso pode ser controlado com um exame de sangue e suplementado por formas veganas de EPA e DHA para garantir níveis ideais, sem a necessidade de comer peixe.

O iodo e o zinco são outros nutrientes preocupantes na dieta vegana, apesar de a maioria dos indivíduos que seguem esse tipo de dieta não sofrer de deficiência desses elementos; mais uma vez, exames de sangue podem ser feitos para confirmar se os níveis estão adequados. Além disso, acrescentar uma pequena quantidade de iodo é algo que pode ser feito com facilidade com um pouco de algas algumas vezes por semana, ou com um suplemento apropriado que ofereça mais zinco, iodo, vitaminas B12 e D. A vitamina D, a vitamina do sol, também não é encontrada em quantidades adequadas nos alimentos e deve ser suplementada de modo adequado nas pessoas que não tomam sol.

Com a informação apresentada nos capítulos anteriores, você deve compreender os benefícios oferecidos por certas plantas para melhorar a função imunológica e a necessidade de aumentar seu consumo em porcentagem de calorias total. É preciso restringir a ingestão de alimentos processados e produtos de origem animal para dar espaço, no bolo de calorias, a quantidades adequadas de alimentos ricos em nutrientes que previnem o câncer. É assim que conseguimos os benefícios adicionais que reduzem os efeitos biológicos e hormonais dos alimentos de origem animal que causam doenças cardíacas e câncer. Além disso, se você aceita a ciência e a lógica de que uma dieta rica em micronutrientes por caloria aumenta a longevidade, automaticamente a restrição de produtos de origem animal se torna uma necessidade. Algumas pessoas podem escolher comer mais produtos de origem animal do que eu recomendo, e muitas defenderão suas preferências alimentares até o fim. Mas todos devemos reconhecer que essa não é uma escolha bem informada — e não é tomada apenas com base em questões de saúde, mas também influenciada por fatores como a preferência pessoal.

A transição para menos produtos de origem animal

Muitas pessoas afirmam precisar de produtos de origem animal para se sentirem bem e renderem em seu dia a dia. Pela minha experiência, essa afirmação costuma ser feita por pessoas que se sentiram mal nas primeiras semanas após a mudança para uma dieta com poucos alimentos desse tipo. Em vez de terem paciência, elas simplesmente voltaram a comer como antes — sentindo-se melhor com isso —, e agora insistem que precisam de carne para viver bem.

Uma dieta com muitos produtos de origem animal estressa demais os sistemas de desintoxicação do organismo. Assim como quando param de fumar e beber café, as pessoas observam sintomas de abstinência por um período curto, que normalmente inclui fadiga, fraqueza, dores de cabeça e intestino solto.

Em 95% dos casos, esses sintomas desaparecem em duas semanas. O mais comum, no entanto, é que o período temporário de ajuste, durante o qual você pode sentir sintomas moderados enquanto seu corpo se abstém dos hábitos anteriores tóxicos, dure menos de uma semana.

Infelizmente, muitas pessoas, erroneamente, acreditam que esses sintomas se devem à ausência de algum alimento na nova dieta, e voltam a adotar os maus hábitos de novo. Às vezes, elas se convencem de que têm se sentido mal porque não estão ingerindo proteínas suficientes, principalmente quando voltam à dieta anterior e se sentem melhor. As pessoas costumam confundir "sentir-se melhor" com "melhorar", sem perceber que, às vezes, você precisa se sentir pior por um tempo para realmente melhorar.

Não caia na armadilha de que você precisa de mais proteínas. O programa de alimentação recomendado aqui e em meus outros livros tem proteínas suficientes — e a carência de proteína não causa fadiga a longo prazo. Até meus menus veganos oferecem cerca de 50 gramas de proteína por 1.000 calorias, uma quantidade bastante alta.

Um dos sintomas mais comuns que ocorrem quando alguém diminui a quantidade de proteína animal e elimina os doces da dieta é a fadiga temporária. Isso é apenas parte do processo de desintoxicação pelo qual a maioria das pessoas têm de passar. Mais uma vez, esse processo, com frequência, resulta em sintomas moderados que duram menos de cinco dias.

A redução abrupta na ingestão de sal também pode causar fadiga devido à diminuição da pressão, o que ocorre pela queda temporária de sódio na corrente sanguínea enquanto os rins se ajustam. Pode levar algumas semanas até que os rins, acostumados a eliminar uma enorme quantidade de sódio (de uma dieta rica em sal), reconheçam que precisam parar de remover tanto sódio de seu organismo. Esse erro de cálculo inicial contribui para a fadiga sentida na primeira semana depois de uma grande mudança na dieta.

Outros sintomas, como aumento de gases e de evacuações, também costumam ser observados quando as pessoas adotam uma dieta rica em fibras — e *diferentes* fibras, que o trato digestivo nunca havia encontrado antes. Ao longo de muitos anos, o corpo tem ajustado suas secreções e ondas peristálticas (contrações intestinais enquanto o alimento passa) a uma dieta pobre em fibras. Esses sintomas também melhoram com o tempo.

Mastigar muito bem, às vezes até misturar saladas, ajuda nesse período de transição. Algumas pessoas devem ingerir cereais em pequenas quantidades inicialmente, aumentando a ingestão aos poucos ao longo das semanas para acostumar o trato digestivo a lidar com essas novas fibras e digeri-las.

Há pessoas que precisam de uma dieta com maior ingestão de proteínas, e devem planejar a dieta com base em vegetais para incluir alimentos mais ricos em proteínas. Sementes de girassol, de soja e pinholes são opções que satisfazem essa maior demanda com fontes de proteína vegetal. Há também pessoas que precisam de mais gordura e que, se experimentaram uma dieta vegetariana no passado, talvez não tenham obtido a quantidade de gorduras essenciais necessária. Isso pode ocorrer com as pessoas que mantêm uma dieta com base em vegetais que inclui muitos produtos à base de trigo e com pouca gordura e grãos. Acrescentar sementes de linhaça e castanhas moídas à dieta para oferecer mais gordura ômega-3 pode ajudar.

Algumas pessoas, principalmente indivíduos magros, precisam de mais calorias e mais gordura para manter o peso. Isso costuma ser resolvido com a inclusão de castanhas cruas, abacate e outros alimentos saudáveis ricos em nutrientes, gorduras e calorias. Até mesmo esses indivíduos naturalmente magros manterão a saúde em dia e diminuirão o risco de sofrer de doenças degenerativas se reduzirem a dependência que têm de alimentos de origem animal e passarem a consumir gorduras derivadas de vegetais, como as castanhas. Há também uma pequena quantidade de pessoas que precisam de mais fontes concentradas de proteína e gordura na dieta devido a problemas digestivos, doença de Crohn, síndrome do intestino irritável e outros problemas de saúde.

Também já conheci pacientes, casos raros, que precisam de mais proteína devido a uma carência em especial: esses indivíduos, por causa de sua constituição genética, não fabricam quantidades ideais de um ou mais aminoácidos não essenciais, normalmente a taurina. Nesses raros casos, um suplemento de aminoácido ou mais produtos animais são necessários para tornar mais lento o tempo de transição no estômago, e para ajudar na absorção e na concentração de aminoácidos a cada refeição. Esse problema também pode ser o resultado de um problema digestivo ou de uma dificuldade de absorção.

No entanto, alguém que combine sementes ricas em proteína com um suplemento de taurina mais a pequena quantidade de produtos de origem animal que recomendo raramente irá precisar de uma dieta com quantidade maior de produtos de origem animal. Mesmo nesses casos raros, minhas recomendações gerais para manter a saúde com baixo consumo de proteínas animais continuam válidas.

O efeito dos exercícios na imunidade e na longevidade

As pessoas que se exercitam com regularidade contraem menos resfriados e com menor frequência — pelo menos é o que costumo ouvir. Os entusiastas dos exercícios sempre se gabam dizendo que adoecem menos do que as pessoas sedentárias.

Antes de esse assunto ser bem estudado, ninguém sabia ao certo até que ponto isso era verdade. Em um determinado estudo, os pesquisadores reuniram dados sobre 1.002 homens e mulheres com idades entre 18 e 85 anos. Durante mais de 12 semanas no outono e no inverno de 2008, os pesquisadores acompanharam o número de infecções do trato respiratório superior contraídas pelos participantes. O estudo levou em conta diversos fatores, incluindo idade, índice de massa corporal e educação. Os participantes também responderam a perguntas a respeito de seu estilo de vida, padrões alimentares e eventos estressantes, coisas que podem afetar o sistema imunológico. Além disso, todos os participantes informaram com que frequência se exercitavam e quais tipos de exercícios físicos praticavam semanalmente, e classificaram seus níveis de condicionamento físico em uma escala de dez pontos.

Os pesquisadores descobriram que a frequência de resfriados entre as pessoas que se exercitavam cinco ou mais vezes por semanas era 46% menor do que nas pessoas sedentárias, aquelas que se exercitavam apenas um dia ou menos por semana. Esses resultados são incríveis — metade do número de infecções virais nas pessoas que se exercitavam com regularidade! Além disso, quando esses indivíduos *adoeciam*, não era com gravidade, e o número de dias que passavam enfermos apresentava-se impressionantemente menor, 41% a menos.[6]

Os exercícios não ajudam apenas o nosso sistema imunológico a combater infecções virais e bacterianas simples; também diminuem as chances de desenvolvermos problemas do coração, osteoporose e câncer. O segredo dos efeitos promotores da longevidade dos exercícios é manter um nível alto de resistência aos exercícios e condicionamento físico.

Homens de meia-idade foram acompanhados por pesquidadores ao longo de 26 anos. Esse estudo descobriu que aqueles que se exercitavam mais intensamente viviam por mais tempo.[7] Sobrevive quem está mais bem condicionado! A mesma coisa ocorre na prevenção de doenças do coração.[8] Em outras palavras, não é suficiente caminhar; acrescentar mais exercícios intensos, nos quais os batimentos cardíacos se elevem, e manter essa elevação por pelo menos cinco minutos oferecem benefícios adicionais.

Aconselho você a se exercitar vigorosamente, com corridas, saltos no mesmo lugar e outros exercícios e atividades que elevem a frequência cardíaca. Mantenha os músculos das pernas e os músculos centrais do abdome e costas fortes. Para alcançar o máximo benefício, exercite-se pelo menos três vezes por semana.

Isso *não* quer dizer que participar de competições de triatlo ou maratonas aumenta a expectativa de vida. Os exercícios *extremos* provocam grande estresse no organismo e produzem radicais livres em excesso. Na maioria dos casos, os benefícios que os exercícios intensos nos dão, incluindo a maior eficiência funcional de quase todas as células do corpo, mais do que compensam o estresse físico adicional. No entanto, com níveis *extremos* de exercícios vigorosos, como eventos competitivos de longa duração, como corrida, pedaladas e esqui, o estresse no corpo pode ser maior do que os benefícios.

O que você precisa saber sobre vitaminas e suplementos nutricionais

Antes de tudo, recomendo à maioria das pessoas uma cápsula de multivitamínicos/multiminerais de alta qualidade para garantir níveis favoráveis de vitamina D, B12, zinco e iodo. Poucos de nós comem de modo perfeito, e faz sentido garantir a ingestão de quantidades adequadas dessas substâncias importantes, principalmente de nutrientes cujos níveis podem ser menores do que os ideais, mesmo com uma dieta excelente.

Assegurar-se de que está ingerindo iodo suficiente é essencial, principalmente porque nossa mudança na dieta limitará a quantidade de sal ingerido. A maior parte do sal vendido no mercado leva iodo, e isso faz do sal a principal fonte de iodo na dieta da maioria das pessoas. O zinco, como discutimos antes, é um mineral essencial difícil de ser ingerido em quantidades adequadas em uma dieta saudável. Por exemplo, uma dieta vegana ou quase vegana nem sempre atinge níveis ideais de zinco. Assim, os multivitamínicos certos podem garantir a ingestão adequada de iodo e zinco para manter o sistema imunológico funcionando de modo adequado. No entanto, como você verá, é preciso ter cuidado com os outros componentes dos multivitamínicos.

Um alerta

Tenho analisado com cuidado os estudos a respeito de cada ingrediente normalmente presente em multivitamínicos/multiminerais, e existe sempre um risco considerável na suplementação de certos nutrientes de modo frequente, principalmente nas dosagens encontradas em suplementos vitamínicos mais potentes. Então, ainda que os multivitamínicos possam ter nutrientes benéficos, também têm ingredientes prejudiciais e podem aumentar significativamente o risco de câncer.

O uso de vitaminas e minerais normalmente segue uma reação em curva bifásica. Isso quer dizer que muito pouco é um problema, uma intensidade média é provavelmente ideal, e demais pode ser um problema também. Essa curva pode ser claramente observada se analisarmos os dados sobre a vitamina E. Apesar de a ingestão de alimentos ricos em vitamina E ser claramente benéfica, tomar uma dose grande, como 200 a 400 unidades internacionais (UI, medida padrão de potência da vitamina) — quantidade impossível de ser obtida mesmo através da fonte mais rica em vitamina E — tem efeitos negativos.[9]

Veja o que é preciso analisar. Os nutrientes mais perigosos em um suplemento são a vitamina A (acetato de retinol ou palmitato de retinol) e o ácido fólico. Esses dois nutrientes respondem pelos aspectos prejudiciais da maioria dos multivitamínicos e diminuem os benefícios gerais da ingestão de um multivitamínico comum. Os fortes efeitos prejudiciais do suplemento de vitamina A e do ácido fólico são a razão de vários estudos sobre multivitamínicos serem tão inconclusivos; alguns deles mostram benefícios e outros não mostram benefício algum.

De modo geral, não existem provas suficientes para concluir que os multivitamínicos, como os que conhecemos hoje, desempenhem papel importante na expectativa de vida ou na redução da incidência de câncer. No entanto, como a ciência tem mostrado que os efeitos prejudiciais vêm apenas de um número limitado de ingredientes de suplementação (discutidos abaixo), sendo os efeitos mais prejudiciais os do ácido fólico e da vitamina A, um estudo realizado com um multivitamínico feito sem esses ingredientes provavelmente mostraria benefícios à saúde.

Esse potencial dos multivitamínicos sem vitamina A e sem ácido fólico de oferecer benefícios à saúde ou de prolongar a vida é corroborado pela evidência de que o uso de um multivitamínico aumenta o comprimento dos telômeros celulares, que protegem os cromossomos e ajudam a garantir a replicação normal do DNA.

Os indivíduos que faziam uso de um multivitamínico tinham telômeros cerca de 5% mais longos em comparação com aqueles que não tomavam multivitamínicos com frequência. Os telômeros encurtam com o envelhecimento, e os telômeros mais curtos estão associados à expectativa de vida menor.[10]

Vamos analisar com mais detalhes alguns elementos de um multivitamínico/multimineral que podem acarretar problemas.

Betacaroteno

Ingerir a vitamina A ou o betacaroteno isoladamente — de suplementos, e não de alimentos — pode interferir na absorção de outros carotenoides importantes, como a luteína e o licopeno, aumentando, assim, o potencial risco de câncer.[11] O betacaroteno já foi considerado um antioxidante seguro e benéfico e até recomendado como vitamina anticâncer, mas recentemente ficou claro que ele aumenta o risco de ocorrência de certos tipos de câncer quando administrado como suplemento em vez de ingerido por meio dos alimentos. Os cientistas agora suspeitam que podem ocorrer problemas quando o betacaroteno é ingerido sem os outros carotenoides que estariam presentes na ingestão de alimentos de verdade. O betacaroteno é apenas um dos quinhentos carotenoides que existem. Os suplementos de betacaroteno são substitutos ruins para a ampla variedade de compostos de carotenoides encontrados nos vegetais.

Anos atrás, os cientistas perceberam que em populações com níveis altos de betacaroteno na corrente sanguínea havia índices bem mais baixos de ocorrência de câncer. Agora sabemos que essas pessoas ficavam protegidas contra o câncer devido a centenas de outros carotenoides e fitoquímicos presentes nas frutas e legumes que consumiam. O betacaroteno servia como bandeira ou marcador para aquelas populações que ingeriam muitas frutas e legumes. Infelizmente, muitas pessoas confundiram a bandeira com o navio.

Em estudos finlandeses, as pessoas que usavam suplementos de betacaroteno não conseguiram evitar o câncer de pulmão, e pior: houve aumento nos casos de câncer em quem tomava o suplemento.[12] Esse estudo foi interrompido quando os pesquisadores (médicos) descobriram que o índice de mortes causadas por câncer de pulmão era 28% mais alto entre os participantes que ingeriam grandes quantidades de betacaroteno e de vitamina A. Além disso, o índice de mortes causadas por doença cardíaca nos participantes que haviam tomado os suplementos era 17% mais alto do que nos que haviam tomado placebo.

Vitamina A

Como o betacaroteno se transforma em vitamina A em nosso organismo, não existe motivo para receitar suplementação de vitamina A a uma pessoa que se alimenta razoavelmente bem. A ingestão de mais vitamina A é até mais arriscada do que a ingestão de suplementos de betacaroteno. Em seres humanos, o excesso de vitamina A é um problema, mesmo em quantidades normalmente consideradas atóxicas.

Uma revisão do Cochrane de 68 testes aleatórios de suplemento de vitamina A (com uma dose média de 20 mil UI) mostrou uma média de aumento de 16% no risco de mortalidade (três anos).[13] Isso quer dizer que o excesso de vitamina A aumenta consideravelmente o risco de câncer.

Também existe uma preocupação de que o suplemento de vitamina A induza a perda de cálcio pela urina, contribuindo para a osteoporose. Apesar de sabermos que o excesso dessa vitamina é tóxico ao fígado, o efeito mais comum de doses tóxicas dela em animais é a fratura espontânea. Aparentemente, o excesso de vitamina A é ainda um problema para os ossos humanos[14] — um estudo mostrou o dobro no índice de fraturas no quadril quando comparado com a ingestão de vitamina A entre 0,5 e 0,15mg,[15] que corresponde a 1.500UI a 4.500UI, quantidade comumente encontrada na maioria dos suplementos vitamínicos. Ela também está relacionada a defeitos de nascença.

Ácido fólico

Em primeiro lugar, é preciso realçar que *folato* não é a mesma coisa que *ácido fólico*, apesar de muitas pessoas usarem os dois termos indistintamente, como se fosssem a mesma coisa. O folato é um membro da família da vitamina B e costuma ser encontrado em alimentos naturais, principalmente vegetais verdes. Está envolvido com a metilação do DNA, que, basicamente, liga e desliga os genes. Esse papel essencial torna o folato importante no desenvolvimento fetal e na saúde dos tecidos nervosos e também nos estágios iniciais do câncer e em sua progressão.

Devido ao importante papel que o folato tem no processamento do DNA e no desenvolvimento humano, os médicos prescrevem ácido fólico às mulheres grávidas para impedir malformações no tubo neural. O problema é que o ácido fólico não é a mesma coisa que o folato encontrado em alimentos de verdade. O ácido fólico não é encontrado em nenhum alimento natural; é a forma sintética do folato usada como ingrediente em suplementos vitamínicos. O ácido fólico também é acrescentado à maior parte dos produtos feitos com grãos refinados, como pão, arroz e massas nos Estados Unidos e no Canadá, em uma tentativa de substituir os nutrientes perdidos durante o processamento de grãos integrais.

Como ele é acrescentado a muitos produtos refinados, é muito fácil levar uma pessoa que segue uma dieta comum combinada com um multivitamínico a atingir altos níveis de ácido fólico. O folato em excesso obtido naturalmente dos alimentos não é um problema; apenas a forma sintética mostra-se suspeita. Os cientistas ainda não conhecem as implicações do ácido fólico sintético circulante, mas cada vez mais evidências sugerem que a suplementação feita com ácido fólico aumenta a ocorrência de certos tipos de câncer.

O folato é abundante em todos os vegetais verdes. Não precisamos de suplementos sintéticos de ácido fólico para suprir as doses diárias recomendadas de folato. A seguir, apresentamos alguns alimentos ricos em folato. (Como ponto de referência, a ingestão diária recomendada de folato nos Estados Unidos é de 400µg.)

ALIMENTOS RICOS EM FOLATO

INGREDIENTE	PORÇÃO	FOLATO (em µg)
Aspargos (cozido)	1 ½ xícara (de chá)	402
Edaname (cozido)	1 xícara (de chá)	358
Lentilhas (cozida)	1 xícara (de chá)	358
Brócolis (cozido)	2 xícaras (de chá)	337
Grão-de-bico (cozido)	1 xícara (de chá)	282
Feijão-azuqui (cozido)	1 xícara (de chá)	278
Alface-romana (crua)	3 xícaras (de chá)	192
Couve-de-bruxelas (cozida)	2 xícaras (de chá)	187
Espinafre (cru)	3 xícaras (de chá)	175

Estudos recentes mostraram preocupações importantes a respeito do ácido fólico:

- mulheres que tomaram suplemento de ácido fólico durante a gravidez foram acompanhadas pelos pesquisadores por trinta anos, e constatou-se que elas tiveram o dobro de probabilidade de morrer de câncer de mama do que as mulheres que não tomaram suplemento de ácido fólico;[16]
- outro estudo que acompanhou mulheres durante dez anos concluiu que naquelas que tomaram multivitamínicos com ácido fólico o risco de ter câncer de mama aumentou de 20% a 30%;[17]
- a suplementação com ácido fólico em mulheres grávidas tem sido associada a uma incidência mais alta de asma nas crianças, infecções do trato respiratório em bebês e defeitos cardíacos de nascença;[18]

- os homens que tomaram suplementos de ácido fólico por mais de três anos tiveram aumento de 35% no risco de câncer colorretal, com aumento de adenomas colorretais pré-cancerosos, de acordo com uma meta-análise de diversos ensaios controlados feitos ao acaso;[19]
- em um estudo ao longo de dez anos, o risco de câncer de próstata mais que dobrou naqueles que tomavam suplementação com ácido fólico em comparação com os que ingeriam placebo;[20]
- em dois testes comparando os suplementos de ácido fólico e os placebos, a incidência geral de câncer e a mortalidade por todas as causas foram maiores no grupo que tomava ácido fólico em um período de estudo de nove anos;[21]
- recentemente, na Noruega, onde a farinha não é fortificada com ácido fólico, os pesquisadores realizaram um estudo de seis anos a respeito dos efeitos redutores de homocisteína das vitaminas do complexo B em pacientes cardiopatas. Surpreendentemente, descobriram que aqueles cujos suplementos continham ácido fólico apresentavam 43% mais probabilidade de morrer de câncer.[22]

Por outro lado, níveis mais altos de folato *derivado dos alimentos* estão associado a menos câncer de mama e de próstata.[23] Além disso, ao ingerir o folato de alimentos naturais, você absorve milhares de outros nutrientes benéficos e que combatem o câncer nesse processo.

Como já afirmei antes, autoridades da área de saúde enfatizaram a importância de tomar suplementos de ácido fólico durante a gravidez para evitar malformações na coluna do bebê. Quase todas as mulheres conhecem essas recomendações, e a questão é enfatizada por todos os médicos. Mas seria essa a abordagem certa? Creio que agora está claro que isso foi e é um grande erro. Em vez disso, as autoridades de saúde deveriam enfatizar quão importante é para as mulheres grávidas comerem vegetais e cereais todos os dias.

Nosso sistema atual, no qual as mulheres dependem de uma pílula, e não de alimentos de verdade, leva a uma série de problemas graves de saúde em crianças — entre eles as doenças mencionadas na lista da pesquisa acima mencionada: asma infantil, infecções do trato respiratório e defeitos cardíacos de nascença. Por outro lado, os filhos de mulheres que consumiram mais folato de alimentos durante a gravidez tiveram menos risco de desenvolver transtorno de déficit de atenção e hiperatividade (TDAH).[24] Ainda mais surpreendente é a redução de câncer infantil nos filhos de mulheres que consumiram alimentos vegetais com folato durante a gravidez e não tomaram suplementos de ácido fólico.[25]

Quero dizer com isso que o uso do ácido fólico durante a gravidez, em vez de informar as mulheres sobre a importância do consumo de alimentos naturais para suprir as necessidades de folato, está criando uma epidemia de leucemia infantil que poderia ser facilmente evitada. As mulheres também deveriam saber que o consumo de carnes processadas durante a gravidez (ou mesmo um ano antes da concepção) aumenta o risco de a criança ter câncer, incluindo leucemia e tumores cerebrais.[26]

Obter *folato* dos alimentos naturais em quantidade suficiente pode evitar que o câncer se desenvolva, pois repara erros no DNA; já o *ácido fólico* parece incentivar o desenvolvimento de tumores e promover a carcinogênese. Com base nessa pesquisa, não incluo ácido fólico entre meus multivitamínicos ou vitaminas pré-natais. Não recomendo que as mulheres grávidas façam uma suplementação pré-natal com ácido fólico. Recomendo um exame de sangue para detectar uma eventual insuficiência de folato antes da concepção e indicar uma dieta rica em folato derivado de vegetais verdes. Uma dieta que inclua o consumo regular de vegetais verdes é a maneira mais segura de proteger o bebê e conseguir proteção contra câncer, doenças cardíacas e todas as causas de morte.

Cobre e ferro

Estudos recentes têm mostrado que o cobre em excesso pode estar associado à redução da função imune e à baixa quantidade de antioxidantes no organismo.[27] Uma pesquisa recentemente publicada indica que a ingestão de cobre combinada com uma dieta rica em gorduras saturadas e trans pode levar a um índice acelerado de declínio mental em adultos mais velhos.[28] É prudente não ingerir suplementos de cobre.

O ferro também não deve ser usado como suplemento por homens e por mulheres na pós-menopausa, ou seja, que não mais menstruam regularmente. O ferro é um oxidante e pode contribuir para o desenvolvimento de infecções e até aumentar o risco de ataques cardíacos;[29] deve ser tomado como suplemento apenas quando houver carência ou necessidade de aumentá-lo no organismo.

Com exceção dos elementos abordados aqui, não existem evidências de que outros nutrientes nas recomendações de ingestão diária encontrados em multivitamínicos e multiminerais sejam prejudiciais. Mas um ponto essencial precisa ser enfatizado: os suplementos não substituem uma dieta saudável. Se eles fazem as pessoas ingerirem menos alimentos naturais, passam a ser prejudiciais, e não úteis.

O papel dos probióticos e alimentos fermentados

Como vimos no capítulo anterior, cerca de um terço de nossas fezes é composto por bactérias. Logo após o nascimento, graças aos fatores de desenvolvimento de bactérias presentes no leite humano, o trato digestivo, aos poucos, se torna colonizado por cerca de trinta a cinquenta espécies diferentes de bactérias benéficas. Elas têm diversas funções, inclusive a de impedir o desenvolvimento de organismos prejudiciais, treinando o sistema imunológico para reagir apenas a bactérias patogênicas, desintoxicando e removendo toxinas causadoras de câncer, e produzindo nutrientes de apoio ao sistema imunológico. As bactérias naturais e nativas da flora também protegem contra alergias e distúrbios imunológicos, diminuindo a absorção de proteínas digeridas de modo incompleto.

O termo "probiótico" é usado tanto para as bactérias benéficas naturalmente presentes em nosso trato intestinal quanto para os organismos adicionais considerados benéficos quando ingeridos. No entanto, as bactérias (limitadas) existentes nos suplementos probióticos e alimentos fermentados não são as mesmas que habitam a flora intestinal.

Os suplementos de probióticos têm um papel benéfico, principalmente quando as bactérias nativas normais foram prejudicadas ou removidas com o uso de antibióticos ou afetadas por uma dieta rica em doces e alimentos processados.

Não existem evidências publicadas de que os suplementos probióticos sejam capazes de substituir de modo eficiente todas as funções da flora intestinal quando esta é eliminada. Os probióticos são úteis após a administração de antibióticos, mas podem levar meses para restabelecer a normalidade e a quantidade da flora intestinal. Os alimentos saudáveis levam bactérias saudáveis a colonizarem o intestino; os alimentos não saudáveis produzem bactérias não saudáveis e leveduras. No entanto, a menos que seja mantida uma dieta saudável e rica em diversas fibras, os níveis de bactérias probióticas alcançados com os suplementos caem depois de alguns dias se a suplementação for interrompida. Então, o que comemos continua sendo o fator mais importante na manutenção de nossa flora intestinal.

As bactérias "benéficas" se alimentam de fibra e amido resistente, enquanto as bactérias "maléficas" e as leveduras se alimentam de açúcar refinado e gordura animal. Não existe substituto para uma dieta saudável; e se você estiver ingerindo alimentos bons para a saúde e evitando *junk food* e antibióticos, não precisará tomar probióticos ou ingerir alimentos fermentados. Seu corpo produzirá o tipo certo de bactérias sozinho.

Uma das complicações do tratamento com antibióticos é a infecção secundária — um problema enorme nos hospitais. Até recentemente, não se sabia bem como e por que ela ocorria. Agora, os pesquisadores identificaram o modo como a flora normal mantém o sistema imunológico "instruído" para reconhecer as bactérias, de modo que a menor mudança de bactérias normais para patogênicas estimule um ataque imediato.[30] Os antibióticos prejudicam essa habilidade de reconhecimento, deixando o corpo sem um de seus sistemas de defesa. Os probióticos, então, ajudam a reativar esse salva-vidas.

Se você toma antibióticos mais de uma vez por ano, é claro que o uso contínuo de probióticos é recomendado, já que pode demorar um ano ou mais para que a proteção das bactérias normais seja restabelecida. Caso contrário, os probióticos devem ser usados por no mínimo três meses a cada uso de antibióticos.

Felizmente, a maioria das pessoas saudáveis que mantém uma boa dieta nunca precisará de antibióticos — nem mesmo uma vez na vida —, já que as infecções bacterianas perigosas são cada vez mais raras em pessoas com excelente imunidade.

Os suplementos de probióticos podem ser indicados e úteis para outras doenças, como síndrome do intestino irritável, doenças autoimunes, alergias, dores de cabeça e levedura em excesso no intestino. Eles também são úteis para quem não tem uma boa alimentação.

Mais de uma dezena de estudos a respeito da eficácia dos probióticos na prevenção de infecções virais, como resfriados, e gripe, foi realizada com resultados mistos. A maioria dos estudos mostra uma certa diminuição na gravidade de doenças e no número de dias que os participantes dos grupos de tratamento passaram enfermos.[31] A inconsistência da evidência demonstra que os probióticos são mais úteis para pessoas não saudáveis que não se alimentam direito e menos úteis para quem se alimenta bem e tem a saúde em dia.

Uma dieta saudável com muitos vegetais crus, cogumelos e cereais, na ausência de antibióticos, oferece bactérias favoráveis suficientes ao intestino para mantê-lo saudável e funcionando em seu melhor nível. Não é preciso ingerir alimentos fermentados, como iogurte e kefir, para desenvolver bactérias benéficas no trato digestivo. No entanto, quanto mais uma pessoa consome doces e alimentos processados e utiliza antibióticos, maior será a probabilidade de que precise de suplementação constante de probióticos.

Os probióticos são bem tolerados por adultos, crianças, mulheres grávidas e até bebês prematuros. No entanto, devem ser evitados em pacientes com HIV cujo sistema imune esteja seriamente comprometido ou pessoas com câncer em estágio avançado ou que estejam fazendo quimioterapia.

Ingestão de sal

O sal de mesa nada mais é do que cloreto de sódio, que nos fornece sódio, mineral essencial para o bom funcionamento do corpo humano. Mas a dieta dos norte-americanos contém quantidades perigosamente altas de sódio, 80% das quais vêm dos alimentos processados e da comida de restaurante. A dieta dos seres humanos, por milhões de anos, não conteve nenhum sal extra, apenas o sódio presente nos alimentos naturais, que oferece cerca de 600 a 800mg por dia. A ingestão diária de sódio nos Estados Unidos hoje é de cerca de 3.500mg por dia.

O excesso de sal é mais conhecido por aumentar a pressão arterial. As populações de certas partes do mundo que não salgam os alimentos não têm cidadãos idosos com pressão arterial alta (também conhecida como hipertensão). Os norte-americanos, por sua vez, têm 90% de probabilidade de desenvolver pressão alta. Por isso, ainda que a pressão arterial desses indivíduos seja normal agora, se eles continuarem seguindo a dieta norte-americana, estarão correndo risco.

A pressão arterial alta é responsável por 62% dos derrames e por 49% das doenças cardíacas coronarianas.[32] Notavelmente, os riscos de ataque cardíaco e derrame começam a subir com a pressão sistólica (o primeiro número na leitura da pressão arterial) acima de 115 — considerada "normal" pela maioria dos padrões. Ainda que você mantenha uma dieta saudável, e que suas artérias estejam livres de coágulos, a hipertensão na terceira idade prejudica os delicados vasos sanguíneos do cérebro, aumentando o risco de derrame hemorrágico.

A American Heart Association, reconhecendo os riscos da pressão arterial alta, recentemente diminuiu a ingestão máxima recomendada de sódio de 2.300mg para 1.500mg.

O sal tem outros efeitos perigosos que não estão relacionados à pressão sanguínea. Nos anos 1990, descobriu-se que a correlação entre a ingestão de sal e as mortes por derrame era mais forte do que a correlação entre a pressão arterial e a morte por derrame; esse resultado sugere que o sal pode ter efeitos prejudiciais ao sistema cardiovascular que não estão relacionados à pressão arterial.[33] Da mesma forma, a pressão arterial alta causa problemas nos rins, mas o sódio da alimentação tem efeitos prejudiciais aos rins que superam os efeitos indiretos na pressão.[34]

Outras pesquisas determinaram que o excesso de sódio na dieta, a longo prazo, promove o crescimento excessivo das células, levando ao espessamento das paredes dos vasos sanguíneos e à produção alterada de proteínas estruturais, que promove o endurecimento desses vasos. Em outro estudo, a ingestão mais alta de sódio esteve associada ao espessamento da parede da artéria carótida, um preditor acurado para futuros ataques cardíacos e derrames — mesmo em pessoas com pressão normal.[35]

A alta ingestão de sal também é um fator de risco para a osteoporose, porque o sódio em excesso promove a perda de cálcio pela urina, levando à perda de cálcio dos ossos (e, consequentemente, à diminuição da densidade óssea). A ingestão diária de sódio típica dos norte-americanos está associada ao aumento da perda óssea no quadril, e a restrição de sódio reduz essa eliminação. Mesmo com uma dieta rica em cálcio, a ingestão de muito sal resulta em perda de cálcio dos ossos.[36]

Apesar de as mulheres na pós-menopausa serem mais vulneráveis a perdas de cálcio, a alta ingestão de sal por meninas pode impedir a retenção de massa óssea durante a puberdade, o que gera o risco de osteoporose mais tarde.

O sal também é o fator mais predominante relacionado ao câncer de estômago. As estatísticas da ingestão de sódio de 24 países têm apontado para os índices de morte causada por câncer de estômago. Outros estudos descobriram correlações entre o consumo de sal e a incidência de câncer gástrico.[37] Uma dieta rica em sal também estimula o crescimento de bactérias que causam úlceras (*H. pylori*) no estômago, um fator de risco para o câncer gástrico.[38]

De modo surpreendente, a alta ingestão de sódio também tem correlação com a morte em decorrência de todas as causas.[39]

Reduzir o sal da dieta é importante não só para quem já tem pressão arterial alta; é essencial para que todos nós mantenhamos a saúde. Como os alimentos naturais nos oferecem entre 600 e 800mg de sódio por dia, é inteligente de nossa parte limitar qualquer sódio adicional a apenas poucas centenas de miligramas.

Não recomendo mais de 1.000mg de sódio por dia. Isso quer dizer que não se deve acrescentar mais de 200 a 400mg de sódio além do que obtemos nos alimentos naturais.

Também é importante notar que o sal marinho, caro e exótico, ainda é sal. Todos os tipos de sal vêm do mar — e o chamado sal marinho é composto por mais de 98% de cloreto de sódio, o que contribui com a mesma quantidade de sódio por colher de sopa que o sal comum. O sal marinho pode ter pequenas quantidades de minerais — insignificantes se comparadas às encontradas em alimentos naturais —, e o sódio em excesso não se torna magicamente menos prejudicial por causa desses minerais. Uma dieta rica em nutrientes e baseada em vegetais com pouco ou nenhum sal a mais é a ideal.

O sal também diminui a sensibilidade das papilas gustativas. Isso quer dizer que, se você evitar alimentos muito salgados e processados, recuperará a capacidade de detectar e aproveitar o sabor sutil dos alimentos naturais e sentirá mais prazer ao degustá-los, sem sal.

Como a maioria dos tipos de sal vem de alimentos processados, evitar o excesso de sódio não é difícil. Não adicione sal aos alimentos e compre alimentos e sopas sem sal. Se precisar salgar a comida, faça isso apenas depois que ela estiver na mesa e você, pronto para comê-la, pois o alimento ficará mais salgado se o sal estiver à superfície. Condimentos, como ketchup, mostarda, molho de soja e molho teriyaki têm muito sódio. Use alho, cebola, ervas frescas ou secas, pimentas, suco de limão ou vinagre para temperar os alimentos. Experimente usar temperos sem sal de que goste.

A questão do café

Muitas pessoas me perguntam a respeito dos efeitos do café na saúde: uma dieta saudável pode incluir o café? O café faz *bem* às pessoas?

Comecemos pela boa notícia. Já foram descobertos efeitos misteriosos de proteção contra diabetes no café. Uma meta-análise de 2010, que analisou os dados de 18 estudos, mostrou que cada xícara adicional de café consumida por dia estava associada a uma redução de 7% no risco de diabetes.[40] Isso foi surpreendente, principalmente porque o consumo de café, normal e descafeinado, tem sido apontado como capaz de aumentar os níveis de glicose após uma refeição; assim, seria de se esperar que ele piorasse, e não melhorasse, o diabetes.[41] O motivo para haver risco menor de diabetes ainda é incerto, mas, como o café vem de um grão de cor escura, é possível que os antioxidantes, os minerais e outros fitoquímicos possam ser os responsáveis. Com isso em mente, devemos nos lembrar de que quase todos os indivíduos no estudo observacional mantinham uma dieta norte-americana padrão e, assim, precisavam muito de antioxidantes e de fitoquímicos.

É provável que a dieta norte-americana comum seja tão pobre em nutrientes que parte importante da ingestão de fitoquímicos venha do café que esses indivíduos tomam de manhã. Outros estudos reforçam essa possibilidade.[42]

O ácido clorogênico e a trigonelina, dois dos principais fitoquímicos presentes no café, foram apontados como capazes de diminuir a glicose do sangue e as concentrações de insulina em comparação com os placebos depois da ingestão de açúcar, por isso esses fitoquímicos provavelmente aumentam a sensibilidade à insulina, respondendo pelos seus efeitos benéficos.

Há dúvidas de que o café ofereça proteção adicional se você tiver uma dieta rica em nutrientes — os fitoquímicos responsáveis podem ser obtidos de outros alimentos naturais, e a dieta não seria tão pobre em antioxidantes. Por exemplo, os mirtilos contêm ácido clorogênico antioxidante, e o fitoestrogênio trigonelina também é encontrado em ervilhas, lentilhas, soja e sementes de girassol. Mais uma vez, o único motivo pelo qual o café é tão benéfico é porque há grande falta de fitoquímicos derivados de vegetais na dieta da maioria dos norte-americanos.

Por favor, observe: o fato de o café conter determinados fitoquímicos benéficos que oferecem certa proteção contra uma doença ou outra não torna o café um alimento saudável. A cafeína continua sendo uma *droga*. É um estimulante — dá a falsa sensação de aumento de energia, permitindo que você passe o dia acordado, mesmo que esteja dormindo de modo inadequado. Além do tempo de sono, a cafeína também reduz a qualidade desse sono. Dormir mal provoca doenças e envelhecimento prematuro e pode causar comportamentos agressivos.

Quem ingere bebidas com cafeína costuma comer com mais frequência do que o necessário porque confunde os sintomas da abstinência de cafeína — como tremores, dores de cabeça e tontura — com fome. É compreensível que isso aconteça, porque comer mais ajuda a diminuí-los.

É importante conhecer os verdadeiros sinais de fome de seu organismo se você for viciado em estimulantes. Se decidir parar de beber café, saiba que precisará de quatro a cinco dias para que as dores de cabeça pela abstinência de cafeína passem. Se os sintomas forem muito fortes, procure reduzir a quantidade de café lentamente. Perder peso é um objetivo mais importante para a saúde de modo geral do que eliminar o café. Mas incluir a cafeína na alimentação não facilita o controle do apetite e da compulsão alimentar, apenas o dificulta.

O café descafeinado também tem seus riscos. As substâncias químicas usadas para remover a cafeína podem ser prejudiciais. O consumo de café descafeinado está associado ao risco de desenvolver artrite reumatoide, possivelmente devido aos aditivos removedores de cafeína.[43] Por esse motivo, provavelmente é mais seguro escolher um descafeinado processado com água se decidir consumir café descafeinado.

A mensagem aqui é que o café pode ser tanto bom quanto ruim, mas suas fortes qualidades viciantes, que podem provocar dores de cabeça devido à abstinência e ao aumento da pressão arterial devem servir de alerta.[44] Os riscos mais prováveis quase nunca são mencionados nas notícias. Por isso repito: o café é uma droga, e não um alimento. E, como a maioria das drogas, pode ter alguns benefícios, mas seus efeitos tóxicos e os riscos resultantes podem ultrapassar as vantagens. A cafeína é um estimulante, como já mencionado, e uma vida longa e saudável é obtida de modo mais firme quando evitamos estimulantes e outras drogas. Não acho que uma pessoa deva se valer de café para se proteger contra o diabetes ou o câncer. Se você decidir beber café, tome o descafeinado processado com água (não químico) e, claro, evite os doces.

O debate a respeito da soja

As populações asiáticas têm menor incidência de doenças relacionadas a hormônios, como câncer de mama, de útero e de próstata, do que os ocidentais. Já foi sugerido que o consumo de soja é um dos motivos dessa diferença na incidência de doenças. As mulheres que nasceram na Ásia, mas migraram para os Estados Unidos, também têm risco menor de sofrer de câncer de mama, possivelmente devido ao consumo de soja desde cedo. Mas, obviamente, a soja é apenas um dos muitos fatores que influenciam o risco de câncer, e agora sabemos que muitos fatores contribuem para uma dieta benéfica contra o câncer.

Agora está claro que a sua ingestão durante a adolescência, época em que o tecido da mama está mais sensível aos estímulos do ambiente e à carcinogênese, pode reduzir o risco de câncer de mama mais tarde. Matérias recentes no *Cancer Epidemiology* e no *The American Journal of Clinical Nutrition* indicaram que o seu consumo durante a infância e os anos de adolescência reduziu o risco de câncer de mama na fase adulta em 60% e 40%, respectivamente.[45]

As sementes de soja são ricas em isoflavonas, um tipo de fitoestrogênio. Os fitoestrogênios são substâncias vegetais quimicamente semelhantes ao estrogênio — e, como os níveis mais altos desse hormônio promovem o câncer de mama, algumas pessoas deduziram que a soja faria a mesma coisa. Agora, sabemos que os fitoestrogênios presentes na soja bloqueiam os efeitos do estrogênio do corpo. Apesar dos mitos divulgados na internet, os estudos clínicos mais recentes e confiáveis confirmam um forte efeito protetivo dos alimentos pouco processados da soja contra o câncer de mama.

Em 2006, uma meta-análise do *Journal of the National Cancer Institute*, que examinou dados publicados entre 1978 e 2004 de 18 estudos a respeito da soja e do câncer de mama, concluiu que ela, de modo geral, tem efeito protetivo.[46] Em 2008, outra meta-análise no *British Journal of Nutrition* reuniu dados de oito estudos (que não estavam incluídos na meta-análise de 2006) e também concluiu que o consumo de soja diminui o risco de câncer de mama. Esses efeitos dependiam das doses — uma redução do risco de 16% para cada 10mg de isoflavonas de soja consumidas diariamente.[47]

Além disso, a soja tem efeitos protetores mesmo depois de um diagnóstico de câncer de mama. Um novo estudo com sobreviventes desse câncer mostrou que as mulheres que sobreviveram a ele antes da menopausa, que consumiam mais soja, tiveram um risco de recorrência 23% menor.[48]

Ela também oferece proteção contra outros tipos de câncer hormonal. Uma meta-análise de estudos sobre o consumo de soja e o câncer de próstata descobriu um decréscimo de 31% no risco de câncer de próstata quando havia alto consumo de alimentos derivados da soja.[49] A soja também foi apontada como capaz de proteger contra câncer de endométrio e de ovário.[50]

Os produtos derivados da soja, como tofu e leite de soja, podem ser úteis para ajudar na adoção de uma dieta à base de vegetais, com menos gordura saturada, menos proteína animal, mais proteína vegetal e mais frutas e legumes. Nos Estados Unidos, a maior parte da ingestão de soja, muito baixa em comparação com a de países asiáticos, é consumida por meio de aditivos à base de soja ou sua proteína isolada em alimentos processados.

Observe que os alimentos mais saudáveis derivados da soja são aqueles minimamente processados, entre os quais edamame, tofu, leite de soja sem açúcar e tempeh. Você precisa se lembrar de que os grãos de soja e outros produtos processados da soja não retêm a maior parte dos compostos benéficos e ômega-3 que existem no grão natural. Quanto mais o alimento é processado, mais esses compostos benéficos são destruídos. Adicionar alimentos de soja minimamente processados a uma dieta saudável só traz benefícios. No entanto, não recomendo o consumo de grandes quantidades de produtos derivados da soja visando a reduzir o risco de câncer. Uma dieta saudável deve incluir diversos cereais, *todos* aqueles que possuem compostos anticancerígenos benéficos, e não uma distribuição desproporcional de calorias da soja. Sempre recomendo o consumo de diversos alimentos ricos em fitoquímicos para se manter saudável. Os cereais não são exceção: procure incluir diversos tipos de grãos, entre eles, a soja.

Os alimentos processados, devido aos baixos níveis de nutrientes e às altas quantidades de sal, acrilamidas e outros aditivos tóxicos, não devem ser considerados saudáveis. Os vegetarianos e os veganos que comem frequentemente carne de soja, hambúrguer de soja, sorvete de soja, salsicha de soja, queijo de soja e outros alimentos processados derivados desse grão certamente não estão mantendo uma dieta saudável. A proteína isolada de soja é um alimento muito processado, cujos micronutrientes naturais se perdem durante esse processamento. O segredo para manter a saúde é comer alimentos *não processados*, que têm alta densidade de nutrientes por caloria.

Ácidos graxos ômega-3

Outra pergunta que sempre me fazem é: como posso incorporar os ácidos graxos ômega-3 em minha dieta?

A dieta norte-americana é, sem dúvida, muito pobre em gorduras ômega-3 e rica em gorduras ômega-6. As gorduras ômega-3 reduzem inflamações, evitam o desenvolvimento do câncer e protegem o cérebro e os vasos sanguíneos. A base das gorduras ômega-3 é o ácido alfa-linolênico (ALA), que pode ser encontrado na maior parte das castanhas e sementes, mas é especialmente abundante em sementes de linhaça, de chia, nas nozes e nas verduras. A maioria das pessoas não obtém ALA suficiente de sua dieta.

Entre os alimentos relacionados anteriormente, as sementes de linhaça são uma das que têm a maior concentração dessas gorduras essenciais. Além das gorduras ômega-3, essas sementes têm fitoquímicos, antioxidantes e fibras benéficos, que evitam o câncer de próstata, de mama e colorretal. No entanto, esses nutrientes protetores e os lignanos que combatem o câncer não estão presentes em quantidades significativas no óleo, apenas na semente inteira. No caso das sementes de linhaça, é melhor triturá-las até virarem um pó fino antes do usá-las, pois são difíceis de mastigar e de serem digeridas quando inteiras. Após triturar as sementes, conserve-as em geladeira.

As gorduras ômega-3 de cadeia longa encontradas em sementes, castanhas e vegetais são a base da gordura DHA de cadeia mais longa de que o corpo precisa para o correto funcionamento do cérebro, dos sistemas nervoso e imunológico. Além da produção a partir do ALA, também obtemos EPA e DHA de peixes, óleos de peixes e algas.

Os vegetais, nozes e sementes fornecem ALA
ALA → EPA → DHA
Peixes e algas fornecem EPA e DHA

No passado, o peixe e o óleo de peixe eram considerados as únicas fontes de EPA e DHA. Mas, recentemente, o EPA e o DHA se tornaram disponíveis por meio de uma fonte vegana, extraídos de algas que contêm ômega-3, cultivadas em estufa, em condições controladas de higiene e temperatura.

Não precisamos de muito EPA e DHA, mas alguns problemas podem surgir quando há carência dessas gorduras necessárias no organismo. Níveis baixos de EPA e DHA já foram associados a:

- doenças cardíacas;
- depressão;
- câncer;
- ansiedade/pânico;
- mal de Alzheimer;
- hiperatividade;
- transtorno de déficit de atenção;
- alergias;
- doenças autoimunes;
- distúrbios dermatológicos;
- doenças inflamatórias do intestino.

Os cientistas sabem, há muitos anos, que os seres humanos podem transformar as gorduras ômega-3 de cadeia curta (ALA) de sementes e vegetais nos valiosos EPA e DHA. A pergunta é: podemos obter níveis adequados sem o consumo de peixe? Estudos mostram que a capacidade de as pessoas converterem ALA em DHA varia, por isso a resposta é ambígua: algumas pessoas que ingerem ALA de vegetais, linhaça e castanhas podem alcançar níveis adequados de EPA e DHA, enquanto outras não produzem quantidades adequadas.[51]

Os homens normalmente têm menos capacidade de converter essas gorduras do que as mulheres, e essa capacidade diminui ainda mais com o envelhecimento, o que leva a crer que os suplementos podem ser mais importantes para homens mais velhos.

Apesar de os peixes serem ricos em ômega-3, eles são proteína animal e concentram e acumulam poluentes do meio ambiente. Comer proteína animal em excesso aumenta os níveis de IGF-1, como vimos, que por sua vez estão relacionados ao câncer.[52] Em relação aos poluentes em peixes, a Agência de Proteção Ambiental adverte principalmente a respeito do mercúrio, bifenilas policloradas (PCB), clordano, dioxinas e DDT.

Níveis altos de PCB, clordano e dioxinas detectados na gordura corporal têm sido associados a aumentos de três a dez vezes maiores na ocorrência de câncer.[53] O descarte de lixo tóxico em nossos mares definitivamente acarretou problemas. Então, apesar de o DHA ser uma gordura benéfica, precisamos reconsiderar a fonte da qual o obtemos.

Como os peixes estão muito contaminados em comparação com outros alimentos, precisamos analisar com mais cuidado as recomendações comuns das autoridades de saúde para consumir mais peixe. O aumento do seu consumo está relacionado a um aumento modesto na incidência de diabetes e também a maior risco de câncer de próstata e de mama em alguns estudos.[54]

Depois de muitos anos de análise de evidências e registros dos níveis de mercúrio nos pacientes — níveis que sempre se relacionam com o consumo de peixe —, recomendo consumir pouco ou nenhum peixe e desaconselho o consumo de peixes com níveis altos de mercúrio, como cação, peixe-espada, cavala, lúcio e anchova.

Observe também que a quantidade de DHA pode variar de modo significativo dependendo do peixe e da localização. Peixes criados em cativeiro, como a tilápia, não têm DHA, e até alguns salmões (principalmente aqueles criados em cativeiro) têm níveis muito baixos de DHA.

Se você evita consumir peixe, mas consome o óleo de peixe, ainda assim pode ter problemas. Um deles é que grande parte da gordura do óleo já se tornou rançosa. Se já abriu uma cápsula e experimentou o óleo, pode ter notado que o gosto é parecido ao de gasolina. Muitas pessoas reclamam de arrotos, indigestão e do hálito de peixe. Também já observei que o óleo rançoso sobrecarrega o fígado e pode até causar distúrbios hepáticos. Se usar óleo de peixe, verifique se ele é purificado e se não tem mercúrio, e abra pelo menos uma cápsula para sentir o gosto do óleo diretamente, para ter certeza de que não está com gosto de estragado.

Nem todo mundo precisa de suplementos com EPA e DHA. A necessidade específica de uma pessoa pode ser detectada por um exame de sangue, mas, como o exame não está disponível a todos, a maioria de nós pode garantir a ingestão adequada de EPA e de DHA sem usar óleo de peixe, apenas adicionando uma pequena quantidade de suplemento vegano de EPA ou DHA.

Hoje em dia, o DHA produzido em laboratório é feito, como dissemos anteriormente, com algas cultivadas em estufa, livres de poluentes encontrados nas algas que encontramos na natureza, ou seja, sem mercúrio e outras toxinas. Recentemente, um estudo com placebo mostrou que 100mg de DHA diariamente aumentavam o índice de ômega-3 de 4,8% (ruim) para 8,4% (ótimo), o que demonstra que mesmo uma dose relativamente baixa de DHA puro tomada todos os dias é tão eficaz quanto uma quantidade maior de óleo de peixe.[55]

O câncer é um doença complexa e, quando analisamos a situação de modo geral, precisamos ter cuidado com qualquer suplemento, incluindo aquele com gorduras ômega-3. Mais do que o necessário pode não ser o melhor no que diz respeito aos ácidos graxos ômega-3. No entanto, a carência de nutrientes de que o corpo precisa nunca é favorável à saúde.

Concluindo, para garantir bons níveis de ômega-3, a menos que os exames de sangue demonstrem o contrário, recomendo de 100 a 200mg de DHA por dia, mais uma colher de sopa de sementes de linhaça trituradas para a obtenção do ALA. Lembre-se: tanto o excesso quanto a falta de nutrientes podem ser prejudiciais.

Frutas e legumes orgânicos e os perigos dos pesticidas

A Agência de Proteção Ambiental afirma que a maior parte dos pesticidas usados atualmente podem causar câncer. Estudos de agricultores que trabalham com pesticidas sugerem um elo entre o uso de pesticida e câncer cerebral, mal de Parkinson, mieloma múltiplo, leucemia, linfoma e câncer de estômago e de próstata.[56]

Mas a pergunta que fica é: o baixo nível de pesticidas que permanece em nosso alimento depois da colheita apresenta um grande risco?

Anteriormente, um grande número de estudos realizados em produtos cultivados com pesticida demonstrou que o consumo de alimentos *in natura*, orgânicos ou não, está relacionado a índices mais baixos de câncer e maior proteção contra doenças. Isso sugeria que os benefícios à saúde de se comer alimentos ricos em fitoquímicos tinha muito mais vantagens do que os riscos que os resíduos de pesticidas podem trazer. Assim, alguns cientistas dizem que níveis extremamente baixos de resíduos de pesticidas em alimentos são insignificantes e que existem toxinas em todos os alimentos naturais que são mais significativas.

Esse ponto de vista pode não ser o mais preciso: estudos recentes mostraram uma relação entre os pesticidas ingeridos de alimentos e certas doenças. A exposição a organofosfatos (pesticidas de organofosfato são usados em diversas plantações, incluindo as de milho, maçã, pera, uvas, cerejas e pêssego) tem sido associada ao TDAH, a problemas de comportamento e a déficit de desenvolvimento neurológico em crianças.[57] Vários pesticidas podem ter efeitos prejudiciais ao cérebro e contribuir para o mal de Parkinson, incluindo rotenona e paraquat, usados em diversas plantações, e os organoclorados, encontrados principalmente em alimentos gordurosos, como carnes, derivados de leite e peixes (e que subiram na cadeia alimentar depois da aplicação inicial em plantações).[58]

Se você está preocupado com pesticidas e produtos químicos, lembre-se de que os produtos de origem animal, como derivados de leite, peixes e carnes têm muitos resíduos químicos tóxicos. Como as vacas e bezerros comem grandes quantidades de alimentos contaminados, certos pesticidas e produtos químicos perigosos são encontrados em concentrações mais altas em alimentos de origem animal. No entanto, ao concentrar sua dieta em alimentos não refinados, você estará reduzindo sua exposição à maioria dos produtos químicos perigosos.

É melhor comer frutas e legumes cultivados com pesticidas do que não comê-los; mas também é bom minimizar sua exposição a eles. O Environmental Working Group fornece uma lista de alimentos chamados de “Doze Sujos” (com maior índice de pesticidas) e “Quinze Limpos” (com menor índice de pesticidas). Aqui estão as listas mais recentes.

ALIMENTOS COM MAIS PESTICIDAS COMPRE ORGÂNICOS, SE POSSÍVEL		ALIMENTOS COM MENOS PESTICIDAS COMPRE ORGÂNICOS OU CONVENCIONAIS	
Salsão	Pimentões	Cebola	Kiwi
Pêssego	Espinafre	Abacate	Repolho
Morango	Batatas	Milho	Berinjela
Maçã	Couve-manteiga	Abacaxi	Melão-cantalupo
Mirtilos	Cereja	Manga	Melancia
Nectarina	Batata	Ervilhas	Toranja
	Uvas (importadas)	Aspargos	Batata-doce
			Melão comum

Faz sentido descascar as frutas, se possível, e não comer a casca da batata, a menos que possa comprar esses vegetais cultivados de forma orgânica. Retire e descarte as folhas externas da alface e do repolho, se não forem cultivados de modo orgânico; as outras superfícies que não podem ter a casca removida devem ser lavadas com água e sabão neutro, ou com um produto próprio para a desinfecção de alimentos.

Quando compramos produtos orgânicos, minimizamos a exposição a pesticidas e a quantidade desses pesticidas a que nosso ambiente fica exposto. O cultivo orgânico é claramente a escolha mais adequada para o meio ambiente. De acordo com o Departamento de Agricultura dos Estados Unidos, o cultivo orgânico "integra práticas culturais, biológicas e mecânicas que incentivam a troca de recursos, promovem equilíbrio ecológico e conservam a biodiversidade".[59] Apoiar a agricultura orgânica aumenta a demanda por alimentos orgânicos e diminui a porcentagem de terra (e de agricultores) exposta a produtos químicos agrícolas perigosos.

Os alimentos orgânicos costumam ter mais nutrientes — principalmente minerais e antioxidantes — do que os alimentos convencionais. Maçãs, cerejas, mirtilos, uvas, morangos e milho orgânicos apresentam mais propriedades antioxidantes do que os mesmos produtos convencionais. Da mesma forma, os morangos orgânicos demonstraram ser mais eficientes contra o câncer do que os convencionais.[60]

Os cientistas têm a teoria de que, quando os vegetais são cultivados sem pesticidas, acabam obrigados a lidar com o estresse causado por insetos, o que os faz produzir mais compostos antioxidantes benéficos aos seres humanos.

Resumindo: comprar produtos orgânicos é uma escolha inteligente. Eles são mais saborosos, e a agricultura orgânica protege os agricultores e o meio ambiente.

A superimunidade e as doenças autoimunes

Quando nosso sistema imunológico atua como esperado, ele funciona como um exército interno, defendendo nossa vida e nos protegendo o tempo todo. No entanto, após anos de excessos, ele pode perder sua função protetiva (pela qual ataca micróbios e células de tumores) e, em vez disso, atacar células normais. Quando o sistema imunológico ataca pele, articulações e órgãos internos, temos o que chamamos de doença "autoimune". Lúpus, psoríase, artrite reumatoide e doença do tecido conectivo são alguns exemplos, mas existem cerca de cem síndromes consideradas doenças autoimunes. Doenças inflamatórias do intestino, como a doença de Crohn e a colite ulcerativa, também são doenças autoimunes. Elas pertencem a uma classe de doenças diferentes; no entanto, não costumam ser classificadas como "reumatológicas", como as outras, porque costumam ser tratadas como gastrenterológicas. No entanto, são, da mesma forma, doenças nas quais se detectam os indicadores inflamatórios no sangue e que são da mesma classe dos distúrbios sistêmicos autoimunes.

Há mais de vinte anos tenho tratado e registrado resultados positivos em pacientes com doenças autoimunes por meio de intervenção nutricional.[61] Em uma pesquisa recente com os membros do meu site, 16 indivíduos com artrite reumatoide participaram. Todos eles afirmaram ter notado melhora nos sintomas, e metade deles afirmou ter se livrado totalmente deles.

Obviamente, nem todos os pacientes com essas doenças podem ter uma recuperação completa sem o uso de remédios. No entanto, o mais surpreendente é que minha experiência me permite assegurar aos pacientes com um bom nível de certeza que a doença irá regredir e, em muitos casos, ser curada.

Não foram apenas as *minhas* descobertas que indicaram melhora nos casos de doenças autoimunes com boa alimentação. Dietas à base de vegetais e veganas foram apontadas como eficientes contra as doenças autoimunes na literatura médica.[62] Percebi que optar não apenas por uma dieta vegana, mas também melhorar a dieta com alimentos ricos em micronutrientes de apoio ao sistema imunológico, principalmente vegetais crucíferos verdes, aumenta o potencial de recuperação. Uma dieta rica em micronutrientes e antioxidantes é a chave para reparar os defeitos do sistema imunológico que podem causar doenças.[63]

A reação imune complexa do corpo humano é controlada com um sistema de regras, como um governo democrático. Muitos componentes estão envolvidos nesse ataque mediado pelo sistema imunológico. Primeiro, os anticorpos marcam áreas que merecem ser atacadas; então, as outras células trabalham para alertar as substâncias secretoras que atraem e promovem a proliferação de outras células de ataque; por fim, há células que controlam o ataque, o modificam e o desligam no momento certo para impedir uma reação excessiva. Em distúrbios autoimunes, como o lúpus, temos uma resposta imunológica descontrolada, uma reação que não é adequadamente regulada pela imunidade.

À medida que compreendemos melhor o mecanismo e as causas da inflamação, ficamos mais aptos para entender os fatores que criam um ambiente favorável para a regressão ou a cura das doenças autoimunes. A base científica para o tratamento nutricional desse tipo de doença está na remoção de toxinas e excessos alimentares, fornecendo ao mesmo tempo um nível elevado de elementos nutricionais que ajudam a normalizar a resposta imunológica.

Apesar dos ótimos resultados clínicos e da publicação de estudos de casos e artigos em publicações médicas atestando os resultados favoráveis das intervenções nutricionais,[64] as autoridades médicas e os grandes centros de pesquisa não estão interessados em estudar a excelência nutricional como uma terapia para as doenças reumatológicas.

É difícil ir contra um *status quo* estabelecido que utiliza e testa remédios como única opção. Se minha abordagem às doenças autoimunes fosse ensinada em escolas de medicina e em programas de residência, os médicos poderiam iniciar essa abordagem nutricional com seus pacientes aos primeiros sinais da enfermidade, em vez de prescrever pela vida toda remédios que têm efeitos colaterais perigosos. No momento, estou trabalhando com o Nutritional Research Project no site (nutritionalresearch.org) para ajudar esses estudos mais abrangentes a ganharem vida.

Os casos bem-sucedidos que tenho visto em meus anos de prática são animadores.

Observe o seguinte relato:

Tive lúpus por vinte anos. Tomei Plaquinol, Metotrexato, Prednisolona e outros remédios tóxicos em altas dosagens e ainda passei a vida com dor e isolada em casa. Perdi muitos anos. Fiz pesquisas na internet durante muito tempo, procurando por algo mais. Ao longo dos anos, fiz acupuntura, quiropraxia, massagem, exercícios, controle do estresse, tomei vitaminas, ervas, vários óleos — incluindo os de peixe —, antibióticos e segui outros tratamentos. Fiquei muito feliz por ter conhecido o dr. Fuhrman. Graças a ele, hoje, tenho uma vida normal, cheia de energia, as dores nas articulações sumiram, e eu não tomo mais remédios.

Cheryl Platt

Normalmente, os pacientes me procuram com lúpus ou artrite reumatoide e contam uma história parecida. Os médicos costumam ficar bravos se os pacientes sugerem uma abordagem natural a seu problema. A história de Debra Black é muito comum:

Eu vinha me sentindo cansada e com o corpo um pouco dolorido havia alguns meses. E então, depois de ser encaminhada a um dermatologista devido a uma mancha em meu rosto, recebi a notícia de que tinha lúpus. Quase sem falar sobre o assunto, o dermatologista me receitou Plaquinol e Prednisolona.

Indaguei ao médico a respeito dos riscos dos remédios, e ele me disse que eu precisaria deles pelo resto da vida e que, se não os tomasse, o lúpus poderia atacar minhas articulações e rins, e até me matar.

Saí do consultório aos prantos.

Então, fui ver o dr. Fuhrman, em busca de outro caminho. Ele me contou sobre o sucesso que tinha ao tratar o lúpus com terapia nutricional e mostrou-se confiante de que poderia me ajudar. Citou alguns estudos médicos que reforçavam a eficiência desse tipo de tratamento, mas disse que a maior parte dos médicos não se interessava por nada que não fossem remédios.

Como eu não tinha nada a perder, segui a dieta do dr. Fuhrman, à base de vegetais, com suas vitaminas verdes, sucos de vegetais frescos, sopas de legumes/cereais com cebola e cogumelos, vegetais crucíferos e muitas frutas vermelhas e sementes. Ele me ensinou a preparar sopas deliciosas, me receitou três suplementos nutricionais e fez um plano para mim, explicando exatamente o que eu deveria comer e o que não deveria comer. Eu o segui rigorosamente.

Seis dias depois de começar o programa do dr. Fuhrman, eu me senti "estranha", como se o sol ardesse dentro do meu corpo todo. Minha pele estava quente, coçava. Telefonei para o dr. Fuhrman em pânico. Ele ficou feliz; disse que era incrível que esse sinal estivesse ocorrendo tão cedo e que meu corpo estava se desintoxicando da dieta anterior.

Explicou que aquele seria o primeiro passo antes de a mancha feia em minha pele sumir. Depois de mais alguns dias, a rigidez nas articulações e a dor já tinham diminuído muito. Não acreditei que estava me sentindo tão bem em tão pouco tempo. Depois de um mês, a mancha na pele desapareceu. Eu me sentia radiante. Todo mundo comentava sobre a minha aparência. Minha pele estava macia e lisa; eu estava bem de novo. Voltei ao dermatologista, animada para contar minha história, e ele se irritou e gritou comigo, disse que era uma bobagem ridícula, e me mandou sair de seu consultório.

Manter a saúde por meio de uma alimentação adequada dá à pessoa que sofre de um distúrbio autoimune a única oportunidade de ter uma remissão (normalização) completa e sem remédios. Em muitos casos, uma dieta vegetariana sozinha ajuda muito. É importante lembrar que a comida é o nosso maior contato com o ambiente externo e que as escolhas alimentares podem mudar, de modo negativo ou positivo, o sistema imunológico. Além de substâncias tóxicas eventualmente digeridas, as proteínas animais parcialmente digeridas podem ser absorvidas na corrente sanguínea, desempenhando um papel importante na promoção de uma reação excessiva dos anticorpos, contribuindo, assim, para as doenças autoimunes.

No entanto, na maior parte dos casos, modificações mais específicas na dieta, associadas a suplementos nutricionais, são necessárias para aumentar a reação terapêutica. Nos últimos 15 anos, após tratar e ajudar centenas de pacientes com doenças autoimunes, descobri que a maior parte deles alcança excelentes resultados quando utilizam um programa de dieta rico em nutrientes e em vegetais — principalmente os crucíferos, como repolho, brócolis e couve — junto com alguns bons suplementos nutricionais.

O protocolo autoimune tem algumas características importantes:

- dieta vegana rica em nutrientes e em vegetais verdes;
- vitaminas verdes e/ou sucos de vegetais (utilizando vegetais folhosos) para aumentar a absorção de compostos fitoquímicos favoráveis;
- suplementos de EPA e DHA;[65]
- suplementos para a flora intestinal;
- suplementos com substâncias naturais anti-inflamatórias, como cúrcuma, gengibre, quercetina e outros bioflavonoides;
- suplementos com multivitamínicos/multiminerais, além de vitamina D;[66]
- evitar sal, trigo, óleo e açúcar.

A capacidade de obter melhorias substanciais e até a remissão completa dessas doenças supostamente incuráveis é algo muito animador. Os pacientes nessas situações normalmente ficam muito motivados e aceitam as mudanças que podem ajudar sua saúde e facilitar a recuperação. Sei que existem milhares de pessoas que vão a médicos implorando por uma abordagem natural não tóxica e escutam que dieta e intervenções nutricionais não funcionam.

A história de Jill é comum a muitas pessoas com esse problema:

> *A história da minha doença começou em 1992, quando eu tinha 32 anos. Já sentia dores fortes nas articulações, fadiga e manchas no rosto. Os exames de sangue confirmaram o lúpus. No começo, pensei que tinha algo de positivo: um diagnóstico, agora podemos fazer algo a respeito. Bem, em seguida soube que não tinha cura e que teria de conviver com aquilo e tomar remédios pelo resto da vida. Meu reumatologista chegou a dizer que eu poderia morrer.*
>
> *Mesmo com o remédio, eu tinha febre baixa constante, pouca energia, rosto vermelho, endurecimento das articulações e dor.*
>
> *Eu não conseguia aceitar essa sentença de morte e viver dependendo de remédios. Pesquisei tudo o que pudesse encontrar a respeito da doença e tentei adotar uma dieta vegetariana e me voltar para a medicina alternativa e tive algum sucesso. Morava na Virgínia e peguei*

o trem até Nova Jersey para me consultar com o dr. Fuhrman. Estava decidida a dar o próximo passo para recuperar minha saúde e decidi adotar uma dieta mais saudável, à base de alimentos integrais, e a fazer um pouco de jejum. Em pouco tempo, voltei a me sentir como uma adolescente de novo; meu rosto ficou frio e sem manchas pela primeira vez em anos, minhas articulações ficaram ótimas, e eu tinha muita energia. Perdi um pouco de peso e me sentia ótima.

Voltei ao meu reumatologista, que estava dando aulas em uma faculdade de medicina. Achei que ele se interessaria pela minha história e pela minha recuperação. Quando comecei a contar a ele a respeito de minha experiência, ele escreveu "recuperação espontânea" na minha ficha. Fiquei chocada. Ele não se interessou nem um pouco em saber os detalhes de minha recuperação, e praticamente saiu da sala quando comecei a explicar o que havia acontecido.

Agora, nove anos depois, estou livre dos sintomas do lúpus.

Minha doença não faz mais parte da minha vida. Jogo tênis e participo de competições em uma equipe local. Ninguém que me conhece hoje poderia imaginar que um dia já senti tanta dor a ponto de não conseguir apertar a mão de uma pessoa.

Independentemente de como você está hoje, saiba que pode melhorar. Quando fazemos as escolhas certas, podemos viver melhor e ser mais saudáveis. Não seja complacente e não faça o que as outras pessoas fazem. Não seja complacente a ponto de tomar remédios pelo resto da vida. Você pode se recuperar.

Seu corpo tem um potencial maravilhoso de cura esperando para ser revelado com o presente da boa alimentação.

Ter saúde está a seu alcance. E, no processo, sua aparência vai melhorar, você vai se sentir melhor e viverá mais. Melhor ainda, a superimunidade pode ser deliciosa, como você verá nas próximas páginas.

CAPÍTULO 7

CARDÁPIOS E RECEITAS

Quando meu filho tinha um ano e meio e sofria com a quarta infecção de ouvido e tomava o quarto antibiótico na vida, minha busca por uma solução melhor me levou ao dr. Fuhrman. Depois de uma consulta, mudamos a dieta dele seguindo as suas orientações, e Evan nunca mais teve infecção de ouvido.

Ondria Westfall

Para sentir todos os prazeres e benefícios que uma dieta rica em micronutrientes proporciona e obter tudo o que a superimunidade tem a oferecer, devemos aprender a preparar refeições ricas e nutritivas. Para demonstrar na prática os conceitos que apresento neste livro e dar a você uma breve ideia dos deliciosos sabores e texturas dos alimentos saudáveis, estabeleci um plano de refeições de duas semanas com diversas receitas deliciosas. Elas o ajudarão a entender e a dominar as técnicas e princípios básicos acerca do preparo de alimentos de modo a preservar o máximo de nutrientes.

É bom começar com as saladas. Garanta que você e sua família comam uma salada verde e grande pelo menos uma vez por dia. Como a salada é muito importante, os molhos de salada saudáveis e deliciosos apresentados a seguir são receitas essenciais. Experimente-os para ver como são gostosos.

Se sentir que essas recomendações são muito difíceis de implementar de uma vez só, a princípio apenas garanta que o almoço e o jantar tenham uma salada ou um vegetal cozido (e acrescente cogumelos e cebolas a esse vegetal na maioria dos dias).

O passo seguinte é preparar uma panela grande de sopa de legumes e cereais pelo menos uma vez por semana. Depois da refeição inicial, você poderá usar as sobras pelo resto da semana.

Após duas semanas, você pode providenciar o básico: uma salada todos os dias, uma tigela de sopa de legumes e cereais com cogumelos e cebolas na maioria dos dias, e vegetais cozidos todos os dias. Mas isso é só o começo: você vai descobrir que, depois de testar muitas das ótimas receitas que apresento aqui, o medo de mudar terá sido suplantado pelo prazer e pela diversão de se alimentar bem.

Você pode trocar os alimentos e adaptar as receitas ao seu gosto e estilo de vida. À exceção das pessoas que contratam cozinheiros, quase ninguém prepara pratos diferentes assim todos os dias. No mundo real, as pessoas preparam um prato em quantidade suficiente para se alimentar por diversas refeições e passar alguns dias sem cozinhar, até acabar tudo. Então, na verdade, essas duas semanas de receitas devem dar a você uma variedade de pratos a serem usados por muito mais tempo.

Você pode simplesmente comer frutas e castanhas no café da manhã, uma salada grande com cereais e um molho saudável no almoço, e, então, no jantar, uma tigela de sopa (feita alguns dias antes). A vida é corrida. Ao cozinhar, *prepare* o bastante para utilizar as sobras por alguns dias. As sopas podem durar até cinco dias na geladeira ou até mais, se forem congeladas. Os molhos de salada podem durar três dias na geladeira sem estragar. Então, se você estiver cozinhando para uma família, faça o dobro do que indicado nas receitas apresentadas aqui para que durem mais do que uma refeição.

Planeje suas receitas e as compras no mercado de modo a ter noites nas quais saiba que não precisará cozinhar; assim, você pode planejar outras atividades divertidas em família ou exercícios nessas noites. Muitas pessoas descobrem que fazer compras duas vezes por semana e cozinhar duas vezes por semana é o suficiente para preparar a maioria dos pratos saudáveis de que precisam para a semana toda.

Lembre-se: você pode comer quanto quiser de vegetais crus e cozidos, além de frutas frescas. Inclua uma porção de grãos em sua dieta todos os dias e pelo menos 30g de castanhas e sementes cruas (cerca de ¼ de xícara de chá). Já que deixou de lado muitos alimentos não saudáveis, delicie-se com frutas gostosas e exóticas e vegetais, e prepare uma sobremesa saudável e deliciosa para servir depois do jantar. Experimente temperar os alimentos com ervas frescas e pimentas.

Sempre mantenha muitos alimentos saudáveis em casa; e, quando tiver que sair para trabalhar, viajar ou passear, leve alguns com você para não se entregar a opções ruins para a saúde.

O segredo para comer bem é encher a casa de alimentos bons e saudáveis, preparar receitas deliciosas e não ter alimentos não saudáveis em casa.

Como já foi dito, incluí aqui vários molhos de salada. Você pode combiná-las com as opções de salada e acrescentar outros vegetais. Não tenha medo de criar as próprias receitas saudáveis! As que apresento aqui são apenas um *início* delicioso; com experiência, você poderá modificá-las para ter mais variedade, de acordo com suas preferências.

Uma pequena quantidade de produtos de origem animal pode ser acrescentada a qualquer prato de vegetais ou cereais para dar um gosto diferente, se quiser. No entanto, sugiro que as mulheres comam menos de 280g de produtos de origem animal, e os homens, menos de 350g durante a semana. Ou seja, não coma uma quantidade grande de produtos de origem animal nas refeições, mas use esses produtos com temperos para dar gosto a uma sopa, ensopado ou salada. Ao consumir os pratos que proponho, você vai perceber que uma quantidade muito pequena de carnes, peixes ou frutos do mar por porção já é suficiente para acrescentar um sabor familiar. Abandone as carnes processadas, curadas ou o churrasco.

O uso de produtos de origem animal em uma dieta "nutritária" é opcional, como vimos; uma pessoa pode ser vegana, quase vegana ou flexitária, usar produtos de origem animal de modo infrequente, mas sempre em pequenas quantidades e, em qualquer caso, alimentar-se de modo saudável. Se você quiser usar produtos de origem animal em sua dieta para manter esse sabor, restrinja ainda mais o consumo de azeite e de outros alimentos processados, para que ainda tenha alimentos ricos em nutrientes compondo 90% de sua ingestão calórica. Para limitar os produtos de origem animal adequadamente em sua dieta, sugiro que, se ingerir um pouco deles em um dia, siga no dia seguinte uma dieta totalmente vegana. Assim, você não excederá com facilidade os baixos níveis que recomendo para ter superimunidade e um estilo de vida que protege contra o câncer e outras doenças.

Todas as receitas deste livro são deliciosas e totalmente veganas. Mas, para algumas delas, sugiro uma opção não vegana, pensando em quem quer usar um pouco de produto de origem animal para dar o sabor. Cabe a você escolher. Por exemplo, você pode servir o Ensopado tailandês da longevidade sem camarão cozido ou vieira misturados. O Curry crucífero cremoso pode levar pedaços de frango ou peru.

Todas as receitas que têm uma opção não vegana são identificadas com um asterisco e são listadas no Índice de receitas, na página 189.

Planos de cardápios para a superimunidade

Semana 1

DIA 1

Café da manhã

Mingau de arroz negro

Almoço

Salada de espinafre com vinagrete de morangos e gergelim
Feijão-branco e abobrinha

Jantar

Vegetais crus (ervilhas-tortas, brócolis e cenoura) com pasta de feijão-preto
Couve-manteiga refogada com abóbora e sementes de abóbora
Sorbet de cerejas pretas

DIA 2

Café da manhã

Chá verde desintoxicante
Supermingau de aveia e sementes

Almoço

Pão sírio ou pitta com recheio asteca
Abacate fatiado
Abacaxi ou outra fruta fresca

Jantar

Sopa de shitake com agrião*
Superpimentões recheados
Cookies de chia e Leite nutritivo de amêndoas e linhaça

DIA 3

Café da manhã

Supervitamina roxa

Almoço

Sopa de shitake com agrião* (sobras)
Supremo de abóbora-japonesa
Melancia ou outra fruta fresca

Jantar

Salada verde com legumes variados e sementes de chia moídas com Molho de banana com gengibre
Crucífero cremoso ao curry*
Manga ou outra fruta fresca

DIA 4

Café da manhã

Mirtilos selvagens

Almoço

Salada César secreta
Gelatina de frutas vermelhas

Jantar

Chips de couve-manteiga com pipoca
Sopa anticâncer do dr. Fuhrman
Morangos com calda de chocolate

DIA 5

Café da manhã

Banana rápida

Almoço

Minissalada energética com Molho de laranja com castanhas-de-caju
Sopa anticâncer do dr. Fuhrman (sobras)
Kiwi ou outra fruta fresca

Jantar

Salada verde com rúcula e sementes de girassol com Vinagrete russa
Estrogonofe poderoso de cogumelos* com macarrão integral
Cerejas frescas ou congeladas

DIA 6

Café da manhã

Vitamina verde Waldorf

Almoço

Pão sírio ou pitta com recheio italiano*
Tomate fatiado com vinagre balsâmico e pinholes
Melão ou outra fruta fresca

Jantar

Salada tripla de repolho
Ensopado de feijão com pimenta-verde
Tortinha de maçã com morango

DIA 7

Café da manhã

Mexido de legumes*
Leite nutritivo de amêndoas e linhaça

Almoço

Bisque de tomate
Salada de couve-manteiga marinada
Maçãs fatiadas com Bolinhas douradas de cebola

Jantar

Folhas de endívia e alface-romana com Molho de feijão-preto e milho-branco
Hambúrguer vegetariano* no pão integral
Ketchup caseiro
Brócolis no vapor
Bolo de chocolate saudável

Semana 2

DIA 1

Café da manhã

Bolinhos de batata-doce com calda de morangos

Almoço

Salada de alface-romana e couve-chinesa com Molho balsâmico com gojis
Ratatouille com cogumelos crimini
Mexericas ou outra fruta fresca

Jantar

Ensopado de lentilhas delicioso da Lisa
Salada verde marroquina
Pedaços de abacaxi fresco

DIA 2

Café da manhã

Barras de frutas vermelhas e banana
Leite de maçã com canela

Almoço

Pão sírio ou pitta com recheio Mumbai
Palitos de cenoura e pimentão vermelho
Papaia com limão ou outra fruta fresca

Jantar

Salada verde com tomate e molho Pesto
Sopa de couve-manteiga prática
Mirtilos frescos ou congelados

DIA 3

Café da manhã

Suco de frutas vermelhas

Almoço

Babaganuche
Legumes crus (abobrinha, pimentão vermelho e ervilhas)
Cogumelos portobello com grão-de-bico
Cerejas ou outras frutas frescas

Jantar

Salada de maçã com couve-chinesa
Gratinado de acelga e batata-doce*
Trufas deliciosas

DIA 4

Café da manhã

Tigela natural

Almoço

Sopa cremosa de abóbora-cheirosa com cogumelos
Trouxinhas de alface com feijão-preto
Salada de frutas tropicais

Jantar

Salada verde nutritiva com molho de figo
Ensopado tailandês da longevidade*
Torta de maçã com mirtilos

DIA 5

Café da manhã

Müsli com romã

Almoço

Minissalada energética
Maçãs com pasta de castanha-de-caju

Jantar

Espaguete primavera de abóbora
Espinafre americano com cogumelos
Brownie de feijão-preto

DIA 6

Café da manhã

Suco verde com abacaxi

Almoço

Pizza fácil de legumes*
Couve-de-bruxelas refogada
Uvas ou outra fruta fresca

Jantar

Salada verde com broto de brócolis e Molho de gengibre com amendoim
Sopa cremosa de couve-flor
Sorbet crocante de mirtilos com nozes

DIA 7

Café da manhã

Surpresa de maçã com amoras

Almoço

Salada arco-íris
Sopa cremosa de couve-flor (sobras)
Manga ou outra fruta fresca

Jantar

Legumes crus (pepino, folhas de endívia, pimentão vermelho)
Guacamole
Enchiladas de feijão
Molho de sua preferência com baixo teor de sódio
Torta cremosa de cenoura com coco

Índice de receitas

Café da manhã

Surpresa de maçã com amoras 192
Mingau de arroz negro 192
Barras de frutas vermelhas e banana 193
Tigela natural 194
Müsli com romã 194
Banana rápida 195
Supermingau de aveia e sementes 195
Bolinhos de batata-doce com calda de morangos 196
Mexido de legumes 197
Mirtilos selvagens 197

Sucos, vitaminas e outras bebidas

Leite nutritivo com amêndoas e linhaça 198
Leite de maçã com canela 198
Chá verde desintoxicante 199
Suco verde com abacaxi 199
Supervitamina roxa 200
Suco de frutas vermelhas 200
Vitamina verde Waldorf 200

Molhos para salada

Molho de banana com gengibre 201
Molho balsâmico com gojis 201
Molho de laranja com castanhas-de-caju 202
Molho de gengibre com amendoim 202
Pesto 203
Vinagrete russa 203

Saladas

Salada de maçã com couve-chinesa 204
Salada César secreta 204
Salada de couve-manteiga marinada 205
Salada verde nutritiva com molho de figo 205
Minissalada energética 206

Salada arco-íris 207
Salada de espinafre com vinagrete de morango e gergelim 207
Salada tripla de repolho 208
Salada de frutas tropicais 209

Molhos, petiscos e condimentos

Molho de feijão-preto e milho-branco 209
Babaganuche 210
Bolinhas douradas de cebola 210
Ketchup caseiro 211
Pasta de feijão-preto 211
Chips de couve-manteiga com pipoca 212
Guacamole 212

Sopas

Sopa prática de couve-manteiga 213
Sopa cremosa de abóbora-cheirosa com cogumelos 213
Sopa anticâncer do dr. Fuhrman 214
Sopa cremosa de couve-flor 215
Sopa de shitake com agrião 216
Bisque de tomate 216

Pratos principais

Supremo de abóbora-japonesa 217
Espinafre americano com cogumelos 218
Enchiladas de feijão 218
Hambúrguer vegetariano 219
Trouxinhas de alface com feijão-preto 220
Couve-manteiga refogada com abóbora e sementes de abóbora 221
Couve-de-bruxelas refogada 221
Crucífero cremoso ao curry 222
Ratatouille com cogumelos crimini 223
Pizza fácil de legumes 223
Ensopado de feijão com pimenta-verde 224
Salada verde marroquina 224
Ensopado de lentilhas delicioso da Lisa 225

Estrogonofe poderoso de cogumelos com macarrão integral 225
Cogumelos portobello com grão-de-bico 227
Espaguete primavera de abóbora 227
Superpimentões recheados 228
Gratinado de acelga e batata-doce 229
Feijão-branco e abobrinha 230
Ensopado tailandês da longevidade 230

Recheios para pão sírio/pitta

Recheio asteca 231
Recheio italiano* 231
Recheio Mumbai 232

Sobremesas

Tortinhas de maçã com morango 232
Gelatina de frutas vermelhas 233
Brownies de feijão-preto 233
Sorbet de cerejas pretas 234
Cookies de chia 234
Calda de chocolate com frutas vermelhas 235
Sorbet crocante de mirtilos com nozes 235
Torta cremosa de cenoura com coco 236
Trufas deliciosas 237
Bolo de chocolate saudável 237
Torta de maçã com mirtilos 239

Receitas com opções não veganas

Crucífero cremoso ao curry 222
Ensopado tailandês da longevidade 230
Estrogonofe poderoso de cogumelos com macarrão integral 225
Gratinado de acelga e batata-doce 229
Hambúrguer vegetariano 219
Mexido de legumes 197
Pizza fácil de legumes 223
Recheio italiano 231
Sopa de shitake com agrião 216

RECEITAS PARA O CAFÉ DA MANHÃ

Várias das receitas aqui relacionadas são feitas com o vinagre de figo preto, o vinagre de laranja sanguínea, o vinagre de vinho branco, o VegiZest e/ou o MatoZest, criados por mim. Incluo essas opções pré-misturadas, disponíveis no meu site (drfuhrman.com) para a sua conveniência; no entanto, as receitas podem ser feitas sem eles.

Se usar um dos ingredientes alternativos que sugiro em uma receita, comece com uma quantidade pequena e vá acrescentando mais de acordo com o seu paladar, pois a intensidade dos ingredientes apimentados pode variar muito de uma marca para outra.

Surpresa de maçã com amoras

Rendimento: 4 porções

1 xícara (de chá) de groselhas-pretas
⅓ de xícara (de chá) de água
8 maçãs sem casca e sem sementes cortadas em cubinhos
½ xícara (de chá) de mirtilos
½ xícara (de chá) de nozes picadas
4 colheres (de sopa) de sementes de linhaça moídas
1 colher (de sopa) de canela em pó
1 colher (de chá) de essência de baunilha

Coloque as groselhas-pretas em uma panela média e acrescente a água. Despeje as maçãs em cubinhos por cima. Tampe a panela e cozinhe em fogo bem baixo por 5 minutos. Adicione os mirtilos e cozinhe por mais 2 minutos. Transfira a mistura de maçã e mirtilos para uma tigela e misture bem com os ingredientes restantes.

Mingau de arroz negro

Rendimento: 4 porções

½ xícara (de chá) de maçã desidratada
½ xícara (de chá) de água
2 xícaras (de chá) de arroz negro cozido

2 xícaras (de chá) de leite de soja, linhaça ou amêndoas sem açúcar
1 xícara (de chá) de mirtilos congelados
2 tâmaras picadas
1 colher (de sopa) de groselhas-pretas
2 colheres (de chá) de canela em pó
2 colheres (de chá) de essência de baunilha
1 colher (de sopa) de sementes de chia moídas

Hidrate as maçãs na água até que fiquem macias e, então, corte-as em cubinhos (reserve essa água para utilizar em outra receita). Coloque todos os ingredientes, exceto as sementes de chia, em uma panela de tamanho médio. Leve ao fogo médio-alto até ferver; deixe cozinhar em fogo baixo por 15 minutos. Desligue o fogo, adicione as sementes de chia e mexa bem. Deixe a mistura abafada por mais 5 minutos.

É excelente para ser servido no café da manhã ou como sobremesa no jantar, morno ou frio, com uma bola de creme de banana gelado por cima.

Faça o creme de banana misturando fatias de banana congeladas com um pouco de leite de soja e baunilha.

Barras de frutas vermelhas e banana

Rendimento: 8 porções

1 banana madura
1 xícara (de chá) de flocos de aveia
1 xícara (de chá) de mirtilos descongelados
¼ de xícara (de chá) de uvas-passas
⅛ de xícara (de chá) de suco de romã
2 colheres (de sopa) de nozes fatiadas
1 colher (de sopa) de gojis
1 colher (de sopa) de sementes de girassol cruas
2 colheres (de sopa) de sementes de linhaça moídas

Preaqueça o forno a 180°C. Amasse a banana em uma tigela grande. Acrescente os ingredientes restantes e misture bem. Unte uma pequena assadeira de 20 x 20cm com um pouco de azeite de oliva. Espalhe a mistura na fôrma. Asse por 25 minutos. Deixe esfriar sobre uma superfície limpa e corte em barras. Leve as barras que sobrarem à geladeira.

Tigela natural

Rendimento: 2 porções

1 maçã sem sementes fatiada
1 banana fatiada
1 laranja cortada em gomos
½ xícara (de chá) de mirtilos
½ xícara (de chá) de morangos fatiados
2 colheres (de sopa) de sementes de chia ou linhaça moídas
2 colheres (de sopa) de nozes picadas

Misture todas as frutas. Acrescente as sementes e as nozes e misture.

Müsli com romã

Rendimento: 2 porções

½ xícara (de chá) de suco de romã
¼ de xícara (de chá) de flocos de aveia
1 maçã sem casca nem sementes ralada
4 castanhas-de-caju ou avelãs grosseiramente picadas
½ xícara (de chá) de uvas cortadas ao meio
½ xícara (de chá) de melão-cantalupo cortado em cubinhos
½ xícara (de chá) de morangos frescos fatiados
1 colher (de sopa) de groselhas-pretas
1 colher (de sopa) de sementes de linhaça moídas

Deixe a aveia de molho no suco de romã de um dia para o outro dentro da geladeira, para absorver todo o líquido. De manhã, misture a aveia com os demais ingredientes.

Observação: Acrescente ou substitua qualquer fruta a gosto.

Banana rápida

Rendimento: 2 porções

2 xícaras (de chá) de mirtilos frescos ou congelados
2 bananas fatiadas
½ xícara (de chá) de flocos de aveia
⅓ de xícara (de chá) suco de romã
2 colheres (de sopa) de sementes de girassol cruas
2 colheres (de sopa) de groselhas desidratadas

Misture todos os ingredientes em uma tigelinha que possa ser levada ao micro-ondas. Aqueça por 3 minutos.

Ou misture todos os ingredientes, sem esquentar, em um recipiente com tampa e coma-os mais tarde, quentes ou frios.

Supermingau de aveia e sementes

Rendimento: 2 porções

1 xícara (de chá) de flocos de aveia
1½ xícara (de chá) de leite de soja
1 maçã sem pele nem sementes cortada em cubinhos
1 xícara (de chá) de mirtilos ou frutas vermelhas diversas descongelados
¼ de xícara (de chá) de uvas-passas
1 colher (de sopa) de sementes de girassol cruas
1 colher (de sopa) de sementes de linhaça moídas
½ colher (de chá) de canela em pó

Cozinhe a aveia de acordo com as instruções da embalagem, usando leite de soja em vez de água. Misture os ingredientes restantes em uma vasilha e adicione-os à aveia.

Bolinhos de batata-doce com calda de morango

Rendimento: 12 bolinhos

Para os bolinhos

500g de batata-doce cortada em pedaços grandes
2 beterrabas grandes cortadas em pedaços grandes
1 cebola média em cubos
2 xícaras (de chá) de cogumelos fatiados
3 xícaras (de chá) de couve-manteiga cortada bem fina
1 colher (de sopa) de mostarda de Dijon
1 colher (de sopa) de vinagre de figo preto do dr. Fuhrman ou vinagre balsâmico
1 colher (de sopa) de dill (endro) fresco picado
1 colher (de sopa) de sementes de chia moídas

Para a calda de morango

1 maçã sem casca nem sementes cortada em cubinhos
1 xícara (de chá) de morangos congelados
½ xícara (de chá) de maçã desidratada em fatias
½ xícara (de chá) de água
2 colheres (de sopa) de vinagre de figo preto do dr. Fuhrman ou vinagre balsâmico
1 colher (de sopa) de mostarda de Dijon

Cozinhe as batatas-doces e as beterrabas juntas em uma panela tampada de 20 a 30 minutos, até que fiquem tenras a ponto de você conseguir espetá-las com o garfo. Deixe esfriar. Quando estiverem frias, retire a pele e amasse.

Refogue a cebola em 3 colheres (de sopa) de água por alguns minutos, até ficar transparente e macia. Acrescente os cogumelos e a couve-manteiga e continue a mexer com uma colher de pau por mais 5 minutos, até ficarem macios. Coloque essa mistura em uma tigela com as batatas-doces e as beterrabas e acrescente a mostarda, o vinagre, o dill (endro) e as sementes de chia moídas. Misture bem e forme bolinhos. Asse-os em temperatura baixa (95°C) por 2 horas, para desidratá-los e endurecê-los.

Para fazer a calda de morango, ferva a maçã fresca, os morangos e a maçã desidratada em uma panela com água em fogo médio-alto; acrescente o vinagre e a mostarda, reduza o fogo, tampe e cozinhe por mais 20 minutos. Passe pelo espremedor de batatas ou misture até adquirir a consistência desejada.

Sirva os bolinhos de batata com a calda.

Mexido de legumes*

Rendimento: 2 porções

3 xícaras (de chá) de espinafre baby
1 xícara (de chá) de cebola picada
1 xícara (de chá) de pimentão verde picado
1 xícara (de chá) de tomate em cubinhos
½ bloco de tofu firme
¼ de xícara (de chá) de leite de soja
1 colher (de sopa) de VegiZest do dr. Fuhrman ou outra mistura de tempero sem sal, a gosto

Cozinhe o espinafre, a cebola, o pimentão e o tomate em um pouco de água até ficarem macios. Tire o máximo de água que conseguir do tofu e amasse-o dentro da mistura de vegetais; acrescente o leite de soja e leve a mistura ao fogo, mexendo de vez em quando, até o tofu ficar levemente marrom. Tempere se desejar.

* *Opção não vegana:* esta receita pode ser feita com 3 ovos e ¼ de xícara (de chá) de leite de soja em vez de tofu. Misture os ovos e o leite e despeje-os sobre a mistura de legumes; leve ao fogo. Também fica deliciosa com 2 ovos (1 ovo por pessoa) e o tofu amassado.

Mirtilos selvagens

Rendimento: 2 porções

2 xícaras (de chá) de mirtilos selvagens
½ xícara (de chá) de leite de soja
¼ de xícara (de chá) de coco ralado sem açúcar levemente tostado

¼ de xícara (de chá) de nozes picadas
¼ de xícara (de chá) de groselhas-pretas
1 banana fatiada

Aqueça os mirtilos e o leite de soja. Acrescente os ingredientes restantes e mexa bem.

SUCOS, VITAMINAS E OUTRAS BEBIDAS

Leite nutritivo com amêndoas e linhaça

Rendimento: 4 porções

1 xícara (de chá) de amêndoas
1 xícara (de chá) de sementes de linhaça
2 tâmaras sem caroços
2½ xícaras (de chá) de água
½ colher (de chá) de essência de baunilha

Hidrate as amêndoas em água por 6 a 8 horas. Bata todos os ingredientes no liquidificador em velocidade alta, até ficarem cremosos. Coe-os em um pano ou peneira de malha fina. Reserve em uma jarra de vidro.

Para fazer uma versão com chocolate, adicione 2 a 3 colheres (de sopa) de cacau natural em pó ao liquidificador, junto com os outros ingredientes.

Leite de maçã com canela

Rendimento: 4 porções

1 xícara (de chá) de nozes
1 xícara (de chá) de castanhas-de-caju
½ xícara (de chá) de sementes de linhaça
3 xícaras (de chá) de água
1 xícara (de chá) de maçã desidratada
1 colher (de chá) de canela em pó

Hidrate as nozes e as castanhas-de-caju em água por 6 a 8 horas. Hidrate a maçã em 1 xícara (de chá) de água até que fique macia (reserve essa água para utilizar em outra receita). Bata todos os ingredientes no liquidificador em alta velocidade até ficar homogêneo. Coe-os em um pano ou peneira de malha fina. Reserve em uma jarra de vidro.

Chá verde desintoxicante

Rendimento: 4 porções

1 maço de couve-manteiga
2 xícaras (de chá) de folhas de alface-romana
1 pepino
4 folhas de couve-chinesa (ou acelga)
2 xícaras (de chá) de chá verde sem açúcar
2 xícaras (de chá) de framboesas congeladas
2 xícaras (de chá) de cerejas ou morangos congelados

Prepare um suco verde passando a couve-manteiga, a alface-romana, o pepino e a acelga pelo processador. Misture o chá verde com 2 xícaras (de chá) do suco verde. Coloque essa mistura no liquidificador com as framboesas e as cerejas ou morangos congelados e bata até ficar homogêneo.

Suco verde com abacaxi

Rendimento: 2 porções

60g de espinafre baby
60g de alface-americana
2 xícaras (de chá) de abacaxi fresco cortado em cubos
3 kiwis
½ abacate
1 banana

Bata todos os ingredientes no liquidificador em alta velocidade até ficar homogêneo e cremoso.

Supervitamina roxa

Rendimento: 2 porções

1 xícara (de chá) de suco de romã
1 xícara (de chá) de espinafre baby triturado
1 xícara (de chá) de alface-americana picada
¼ de pepino
½ xícara (de chá) de mirtilos congelados
1 xícara (de chá) de frutas vermelhas ou morangos
3 tâmaras picadas
2 colheres (de sopa) de sementes de linhaça moídas
1 xícara (de chá) de gelo

Bata todos os ingredientes no liquidificador até ficar homogêneo.

Suco de frutas vermelhas

Rendimento: 2 porções

1 xícara (de chá) de leite de soja
2 bananas
2 xícaras (de chá) de pêssegos frescos
½ xícara (de chá) de amoras-pretas congeladas
½ xícara (de chá) de framboesas congeladas
½ xícara (de chá) de mirtilos congelados

Bata todos os ingredientes no liquidificador em alta velocidade até ficar homogêneo.

Vitamina verde Waldorf

Rendimento: 1 porção

½ xícara (de chá) de suco de romã
1 maçã sem casca e sem sementes
¼ de xícara (de chá) de nozes
3 xícaras (de chá) de couve-manteiga picada
1 xícara (de chá) de alface-romana picada
¼ de xícara (de chá) de água ou cubos de gelo

Bata todos os ingredientes no liquidificador em alta velocidade até ficar homogêneo.

MOLHOS PARA SALADA

Molho de banana com gengibre

Rendimento: 2 porções

1 banana grande
¼ de xícara (de chá) de coentro fresco
Suco de 1 limão
1 colher (de sopa) de gengibre fresco picado
½ colher (de chá) de pimenta jalapeño picada sem sementes, ou mais, a gosto
¼ de xícara (de chá) de água

Misture todos os ingredientes no processador de alimentos ou em um liquidificador em velocidade alta.

Molho balsâmico com gojis

Rendimento: 4 porções

½ de xícara (de chá) de água
½ xícara (de chá) de gojis desidratadas
2 colheres (de sopa) de mostarda com baixo teor de sódio
¼ de xícara (de chá) de vinagre balsâmico
¼ de xícara (de chá) de nozes
1 colher (de sopa) de cebolinha verde picada
½ colher (de chá) de cebola em pó
½ xícara (de chá) de caldo de legumes sem sal ou com baixo teor de sódio
1 pitada de pimenta-do-reino

Bata todos os ingredientes no liquidificador em alta velocidade até ficar homogêneo.

Molho de laranja com castanhas-de-caju

Rendimento: 2 porções

¼ de xícara (de chá) de sementes de gergelim
¼ de xícara (de chá) de castanhas-de-caju cruas ou ⅛ de xícara (de chá) de pasta de castanha-de-caju
½ de xícara (de chá) suco de laranja
2 colheres (de sopa) de vinagre de laranja sanguínea do dr. Fuhrman (ou vinagre de passas do dr. Fuhrman ou 1 colher (de sopa) de vinagre de arroz)
2 laranjas sem casca cortadas em gomos e em pedacinhos

Torre as sementes de gergelim a seco em uma frigideira em forno médio-alto por 3 minutos, sacudindo-a sem parar. Coloque metade das sementes de gergelim no liquidificador com todas as castanhas-de-caju, o suco de laranja e o vinagre. Acrescente os pedaços de laranja e misture com o molho. Salpique as sementes de gergelim restantes por cima. Fica delicioso com salada de espinafre e cogumelos com cebolas roxas em fatias finas ou com uma salada de alface, tomate e pepino.

Molho de gengibre com amendoim

Rendimento: 4 porções

2 laranjas sem casca nem sementes
¼ de xícara (de chá) de vinagre de arroz
⅛ de xícara (de chá) de pasta de amendoim sem sal
⅛ de xícara (de chá) de pasta de castanha-de-caju ou de amêndoas
1 colher (de chá) de molho de soja com baixo teor de sódio
¼ de gengibre pequeno fresco sem casca
¼ de dente de alho

Bata todos os ingredientes no liquidificador em alta velocidade até ficar homogêneo.

Pesto

Rendimento: 8 porções

2 abacates
5 colheres (de sopa) de suco de limão
7 dentes de alho
4 xícaras (de chá) de suco de verduras com baixo teor de sódio
2 colheres (de chá) de tempero italiano sem sal
¼ de xícara (de chá) de pinholes
⅓ de xícara (de chá) de folhas frescas de manjericão

Misture todos os ingredientes no processador ou no liquidificador e bata em alta velocidade.

Vinagrete russa

Rendimento: 4 porções

1 xícara (de chá) de tofu firme e macio
3 colheres (de sopa) de purê de tomate sem sal ou com pouco sal
2 colheres (de chá) de cebola bem picada
¼ de xícara (de chá) de água
¼ de xícara (de chá) de suco de cenoura
1 colher (de sopa) de vinagre de vinho branco do dr. Fuhrman (ou ½ colher (de sopa) de vinagre de arroz)
2 colheres (de sopa) de MatoZest do dr. Fuhrman (ou outra mistura de temperos com tomate desidratado, sem sal, a gosto)
½ colher (de chá) de mostarda em pó
¼ de colher (de chá) de páprica em pó

Coloque todos os ingredientes no processador ou no liquidificador e bata em velocidade alta até ficarem homogêneos e cremosos. Adicione mais água, se necessário, até obter a consistência desejada. Rende 1¾ de xícara (de chá).

SALADAS

Salada de maçã com couve-chinesa

Rendimento: 2 porções

6 xícaras (de chá) de couve-chinesa (ou acelga) picada
1 maçã grande sem sementes ralada
1 cenoura grande ralada
½ xícara (de chá) de cebola roxa picada
½ xícara (de chá) de leite de soja
½ xícara (de chá) de castanhas-de-caju ou ¼ de xícara (de chá) de pasta de castanhas-de-caju
¼ de xícara (de chá) de vinagre balsâmico
¼ de xícara (de chá) de uvas-passas
1 colher (de chá) de mostarda de Dijon

Misture a couve-chinesa, a maçã, a cenoura e a cebola picada em uma tigela grande. Coloque o leite de soja, as castanhas-de-caju, o vinagre e as passas no processador ou no liquidificador, e bata em velocidade alta. Adicione a mostarda de Dijon aos vegetais picados a gosto.

Salada César secreta

Rendimento: 4 porções

Para a salada

½ xícara (de chá) de amêndoas
2 colheres (de sopa) de levedura nutricional
340g de alface-romana picada

Para o molho

6 dentes de alho assados*
1 xícara (de chá) de leite de soja
½ xícara (de chá) de pasta de castanha-de-caju
2 colheres (de sopa) de levedura nutricional
2 colheres (de sopa) de suco de limão fresco
1 colher (de sopa) de mostarda de Dijon
⅛ de colher (de sopa) de pimenta-do-reino

Coloque as amêndoas e as 2 colheres de levedura nutricional no liquidificador e bata em velocidade alta até formar uma cobertura granulada e espalhe-a sobre a alface-romana. Misture todos os ingredientes do molho e despeje-o sobre a salada.

Observação: Para assar o alho, separe os dentes e mantenha a casca. Asse a 180°C por cerca de 15 minutos, até o alho ficar macio. Quando esfriar, retire a casca.

Salada de couve-manteiga marinada

Rendimento: 4 porções

6 xícaras (de chá) de couve-manteiga cortada em tiras
¼ de xícara (de chá) de groselhas-pretas
2 colheres (de sopa) de gojis
⅓ de xícara (de chá) de tomates desidratados sem pele picados
½ xícara (de chá) de cebolinha verde fatiada
1 colher (de sopa) de suco de limão fresco
Suco de 2 laranjas
2 colheres (de sopa) de pinholes

Misture todos os ingredientes, exceto os pinholes, em uma tigela. Mexa e corte a couve com as mãos. Coloque a salada em um recipiente com tampa dentro da geladeira e deixe descansar de um dia para o outro. Misture novamente e adicione os pinholes antes de servir.

Salada verde nutritiva com molho de figo

Rendimento: 4 porções

Para a salada

185g de mâche
85g de agrião
60g de endívia
120g de folhas pequenas diversas
1 xícara (de chá) de brócolis em floretes

Para o molho

⅓ de xícara (de chá) de vinagre de figo preto do dr. Fuhrman (ou vinagre balsâmico)
1 colher (de chá) de VegiZest do dr. Fuhrman (ou outro tempero sem sal, a gosto)
4 colheres (de sopa) de água
1 colher (de chá) de mostarda de Dijon
1 colher (de chá) de manjerona desidratada
1 colher (de sopa) de pasta de amêndoas
1 colher (de sopa) de ketchup com baixo teor de sódio
1 colher (de chá) alho em pó
½ xícara (de chá) de nozes-pecãs grosseiramente picadas

Lave e seque os ingredientes da salada e coloque-os em uma tigela grande. Misture os ingredientes do molho, exceto as nozes-pecãs, até virar uma mistura homogênea. Junte a salada ao molho; sirva em pratos salpicados com nozes-pecãs.

Observação: Mâche é uma hortaliça de folhas pequenas e redondas semelhante ao agrião. Use outras folhas se não encontrá-la.

Minissalada energética

Rendimento: 1 porção

2 cenouras médias sem casca
¼ de cabeça de repolho média
1 xícara (de chá) de pedaços de brócolis
2 talos médios de salsão
1 maçã grande sem sementes
¼ de xícara (de chá) de nozes-pecãs ou outras nozes
1 colher (de chá) de sementes de linhaça moídas

Usando a pá em forma de "S" do processador de alimentos, triture os ingredientes até ficarem picados, aproximadamente do tamanho de confetes. Pulse (ligue e desligue) diversas vezes durante o processamento. Esses ingredientes se conservam bem, por isso dobre os ingredientes da receita se quiser preparar várias porções.

Salada arco-íris

Rendimento: 4 porções

6 xícaras (de chá) de couve-chinesa (ou acelga) picada
2 xícaras (de chá) de cenouras cortadas em palitos finos
1 xícara (de chá) de repolho roxo bem picado
⅔ de xícara (de chá) de gojis
⅔ de xícara (de chá) de amêndoas fatiadas
1½ xícara (de chá) de manga em cubos
¼ de xícara (de chá) de vinagre de arroz integral

Coloque todos os ingredientes em uma tigela e misture-os com as mãos para espalhar bem o vinagre. Deixe a salada marinar por várias horas antes de servir.

Variação: Despeje sobras de sopa quente ou de molho por cima.

Salada de espinafre com vinagrete de morango e gergelim

Rendimento: 4 porções

Para a salada

½ xícara (de chá) de nozes-pecãs inteiras
350g de espinafre baby
1 xícara (de chá) de morangos frescos cortados ao meio

Para o molho

2 xícaras (de chá) de morangos frescos
4 tâmaras picadas
1 colher (de sopa) de sementes de gergelim
3 colheres (de sopa) de vinagre balsâmico

Asse as nozes-pecãs à temperatura de 120°C por 3 minutos. Numa tigela, misture os outros ingredientes da salada e salpique as nozes-pecãs. Coloque os ingredientes do molho no liquidificador e bata em velocidade alta até ficar homogêneo. Despeje-o sobre a salada.

Salada tripla de repolho

Rendimento: 4 porções

Para a salada

2 xícaras (de chá) de repolho verde ralado
1 xícara (de chá) de repolho roxo ralado
1 xícara (de chá) de couve-tronchuda ralado
1 cenoura sem casca ralada
1 pimentão vermelho em fatias finas
4 colheres (de sopa) de groselhas-pretas
2 colheres (de sopa) de sementes de abóbora
2 colheres (de sopa) de sementes de girassol
1 colher (de sopa) de sementes de gergelim

Para o molho

⅓ de xícara (de chá) de leite de soja
1 maçã sem casca e sem sementes fatiada
½ xícara (de chá) de castanhas-de-caju (ou ¼ de xícara (de chá) de pasta de castanha-de-caju)
1 colher (de sopa) de vinagre apimentado de pecã do dr. Fuhrman (ou vinagre balsâmico)
1 colher (de sopa) de groselhas-pretas
2 colheres (de sopa) de sementes de gergelim para serem assadas e guarnecidas

Toste levemente 2 colheres (de sopa) de sementes de gergelim a seco em uma assadeira em forno médio por 3 minutos, mexendo com frequência. Misture todos os ingredientes da salada em uma tigela. Coloque o leite de soja, a maçã, as castanhas-de-caju e o vinagre no liquidificador e bata em velocidade alta. Regue a salada com o molho. Guarneça com as groselhas-pretas e as sementes de gergelim. O ideal é preparar o molho um dia antes para que o sabor fique mais intenso.

Salada de frutas tropicais

Rendimento: 4 porções

2 xícaras (de chá) de abacaxi cortado em cubos
1 xícara (de chá) de manga cortada em cubos
1 xícara (de chá) de mamão papaia cortado em cubos
2 laranjas sem casca cortadas em gomos
1 banana fatiada
2 colheres (de sopa) de coco ralado sem açúcar
Alface-romana em tirinhas

Misture todas as frutas. Salpique o coco e sirva com a alface-romana.

MOLHOS, PETISCOS E CONDIMENTOS

Molho de feijão-preto e milho-branco

Rendimento: 8 porções

1½ xícara (de chá) de feijão-preto cozido
1½ xícara (de chá) de milho-branco (ou canjica de milho-branco)
4 tomates médios frescos bem picados
½ pimentão verde bem picado
1 cebola pequena bem picada
3 dentes de alho grandes picados
2 pimentas jalapeño (ou mais, se preferir um molho mais apimentado) sem sementes picadas
⅓ de xícara (de chá) de coentro fresco picado
1½ colher (de sopa) de suco de limão-siciliano fresco
1½ colher (de sopa) de suco de limão-taiti fresco
1 colher (de sopa) de VegiZest do dr. Fuhrman (ou outro tempero sem sal, a gosto)
1 colher (de chá) de alho em pó, ou a gosto
1 colher (de chá) de molho de soja com baixo teor de sódio

Misture o feijão e o milho em uma tigela. Adicione os ingredientes restantes e mexa bem. Sirva com vegetais crus ou tortilha chips.

Para fazer as tortilhas chips, corte as tortilhas prontas em triângulos pequenos, coloque-as em uma assadeira e leve ao forno aquecido a 100°C por 1 hora, até ficarem crocantes mas não queimadas.

Observação: Os legumes podem ser picados no processador de alimentos ou à mão.

Babaganuche

Rendimento: 4 porções

1 berinjela média cortada ao meio
1 xícara (de chá) de grão-de-bico cozido
⅓ de xícara (de chá) de água
4 colheres (de sopa) de sementes de gergelim
2 colheres (de sopa) de suco de limão fresco
1 colher (de sopa) de cebola seca picada
4 dentes de alho bem picados
Uma pitada de páprica e/ou salsinha seca para guarnecer

Asse a berinjela a 180°C por 45 minutos. Deixe esfriar, retire a pele e descarte-a. Bata todos os ingredientes, incluindo a berinjela, no processador ou no liquidificador em velocidade alta até virar um creme homogêneo. Sirva com uma variedade de vegetais crus.

Bolinhas douradas de cebola

Rendimento: 30 a 40 bolinhas

1½ xícara (de chá) de castanhas-de-caju
1 xícara (de chá) de amêndoas
1 maçã golden média sem casca e sem sementes fatiada
1 colher (de sopa) de levedura nutricional
1 colher (de chá) de sementes de chia moídas
1 colher (de sopa) de cebola em pó
Sementes de gergelim tostadas (para cobrir)
Cebolinha picada (para cobrir)

Triture as castanhas-de-caju e as amêndoas no liquidificador; acrescente as fatias de maçã, a levedura nutricional, as sementes de chia, a cebola em pó e bata mais um pouco. Forme pequenas bolinhas e passe cada uma delas nas sementes de gergelim e na cebolinha picada.

Ketchup caseiro

- 5 tâmaras picadas
- 1 xícara (de chá) de água
- 2 latas de purê de tomate sem sal (ou com baixo teor de sódio)
- ¼ de xícara (de chá) de vinagre branco
- ½ colher (de chá) de cebola em pó
- ½ colher (de chá) de alho em pó

Bata as tâmaras com a água no liquidificador até ficar bem cremoso. Despeje em uma panela com os outros ingredientes e cozinhe em fogo médio-baixo até ferver. Deixe esfriar e sirva.

Pasta de feijão-preto

Rendimento: 4 porções

- 1½ xícara (de chá) de feijão-preto cozido
- 2 colheres (de chá) de um molho de sua preferência com baixo teor de sódio
- ¼ de xícara (de chá) de cebolinha picada
- 1½ colher (de sopa) de vinagre de laranja sanguínea do dr. Fuhrman (ou outro vinagre de fruta)
- 2 colheres (de sopa) de MatoZest do dr. Fuhrman (ou outro tempero com tomate desidratado, sem sal, a gosto)
- 2 colheres (de sopa) de cebola roxa picada
- ½ xícara (de chá) de manga cortada em cubinhos
- ¼ de xícara (de chá) de pimentão vermelho picado
- 1 colher (de sopa) de coentro fresco picado para guarnecer

Separe ¼ xícara (de chá) de feijão e reserve. Coloque o feijão restante no liquidificador ou processador. Adicione o molho, a cebolinha, o vinagre e o MatoZest. Bata até ficar homogêneo. Tempero a gosto. Transfira para uma tigela e adicione o feijão reservado, a cebola roxa, a manga e o pimentão vermelho. Misture bem e deixe esfriar por 1 hora. Guarneça com coentro e sirva com vegetais crus. Rende 2½ xícaras (de chá).

Chips de couve-manteiga com pipoca

Rendimento: 4 a 5 porções

4 ou 5 folhas de couve-manteiga cortada em tiras, sem a parte central
6 xícaras (de chá) de pipoca
Azeite de oliva
Água
1 colher (de sopa) de levedura nutricional
1 ou 2 colheres (de sopa) de chili em pó

Espalhe uniformemente a couve em uma travessa. Asse em forno baixo por 30 minutos, ou até a couve ficar crocante e seca. Retire do forno e, quando esfriar, misture com a pipoca. Coloque partes iguais de azeite de oliva e água em um pequeno borrifador e sacuda bem. Borrife uma camada fina desse líquido sobre a pipoca com couve; em seguida, misture a levedura nutricional e o chili em pó.

Guacamole

Rendimento: 4 porções

2 abacates maduros picados
½ xícara (de chá) de cebola picada
¼ de xícara (de chá) de coentro fresco picado
2 colheres (de sopa) de suco de limão fresco
¼ de colher (de chá) de cominho em pó
¼ de colher (de chá) de pimenta-do-reino

Com um garfo, amasse o abacate dentro de uma tigelinha. Acrescente os outros ingredientes e mexa bem. Cubra e deixe esfriar.

SOPAS

Sopa prática de couve-manteiga

Rendimento: 4 porções

½ xícara (de chá) de lentilhas
2½ xícaras (de chá) de água
1 cebola picada
1 xícara (de chá) de cogumelos fatiados
2 xícaras (de chá) de suco de cenoura
1 lata de purê de tomate sem sal ou com baixo teor de sódio
680g de couve-manteiga cortada em tiras, sem a parte central
¼ de xícara (de chá) de pasta de castanha-de-caju
1 colher (de sopa) de levedura nutricional

Coloque as lentilhas numa panela de pressão, cubra com água e cozinhe em fogo alto por 6 a 8 minutos. Acrescente o restante dos ingredientes, menos a pasta de castanha-de-caju, e cozinhe em fogo alto por mais 1 minuto. Libere a pressão e misture a sopa com a pasta de castanha-de-caju.

Salpique a sopa com a levedura nutricional antes de servir.

Observação: Para fazer sem a panela de pressão, cozinhe as lentilhas até ficarem macias. Misture-as aos ingredientes restantes, exceto a pasta de castanha-de-caju. Deixe ferver, reduza o fogo e refogue a couve até ficar macia (cerca de 15 minutos). Acrescente água, se necessário, para obter a consistência desejada. Misture a pasta de castanha-de-caju. Salpique a levedura nutricional antes de servir.

Sopa cremosa de abóbora-cheirosa com cogumelos

Rendimento: 4 porções

2 xícaras (de chá) de água
2 xícaras (de chá) de leite de soja
1 xícara (de chá) de caldo de legumes sem sal ou com baixo teor de sódio
6 cenouras cortadas em pedaços grandes

5 talos de salsão cortados em pedaços grandes
2 cebolas cortadas ao meio
2 abobrinhas médias cortadas em pedaços grandes
2 abóboras-cheirosas sem casca cortadas em cubos
3 colheres (de sopa) de VegiZest do dr. Fuhrman (ou outro tempero sem sal, a gosto)
¼ de colher (de chá) de noz-moscada
¼ de colher (de chá) de cravo em pó
300g de shitake, crimini ou cogumelo ostra partidos ao meio

Coloque todos os ingredientes, exceto os cogumelos, em um caldeirão e deixe levantar fervura. Reduza o fogo e cozinhe por 30 minutos. Despeje a sopa no processador ou no liquidificador e bata até ficar cremosa. Devolva a sopa ao caldeirão, acrescente os cogumelos e cozinhe por mais 30 minutos, ou até os cogumelos ficarem macios.

Sopa anticâncer do dr. Fuhrman

Rendimento: 10 porções

1 xícara (de chá) de lentilhas ou ervilhas
4 xícaras (de chá) de água
6 a 10 abobrinhas de tamanho médio
5 cenouras processadas
2 maços de salsão processados
2 colheres (de sopa) de VegiZest do dr. Fuhrman (ou outro tempero sem sal, a gosto)
4 cebolas médias picadas
3 talos de alho-poró cortados no comprimento e picados
2 maços de couve-manteiga (ou outro vegetal picados e sem as partes duras)
1 xícara (de chá) de castanhas-de-caju
2½ xícaras (de chá) de cogumelos frescos (shitake, crimini e/ou branco) picados

Coloque as lentilhas ou ervilhas numa panela bem grande, cubra com a água e leve ao fogo baixo. Depois de ferver, reduza o fogo e deixe cozinhar. Acrescente as abobrinhas, a cenoura, o salsão processados e o VegiZest. Bata as cebolas, o alho-poró e a couve-manteiga no liquidificador com um pouco da sopa. Devolva essa mistura à panela de sopa. Retire as abobrinhas cozidas com pinças e bata-as no liquidificador com as castanhas-de-caju até virar um creme. Despeje esse creme na panela de sopa. Junte os cogumelos e continue cozinhando até as lentilhas ou ervilhas ficarem macias — cerca de 2 horas de cozimento no total.

Observação: Cenouras e salsão frescos e orgânicos intensificarão o sabor desta sopa.

Sopa cremosa de couve-flor

Rendimento: 4 porções

1 couve-flor cortada em pedaços
3 cenouras picadas
1 xícara (de chá) de salsão picado
2 talos de alho-poró cortados no comprimento e picados
2 dentes de alho picados
2 colheres (de sopa) de VegiZest do dr. Fuhrman (ou outro tempero sem sal, a gosto)
2 xícaras (de chá) de suco de cenoura
4 xícaras (de chá) de água
½ colher (de chá) de noz-moscada
1 xícara (de chá) de castanhas-de-caju (ou ½ xícara (de chá) de pasta de castanha-de-caju)
5 xícaras (de chá) de folhas de couve-manteiga ou de espinafre baby picadas

Coloque todos os ingredientes, menos a couve-manteiga e as castanhas-de-caju, em uma panela e cozinhe por 15 minutos. No processador de alimentos ou em um liquidificador em velocidade alta, misture ⅔ dos ingredientes com as castanhas-de-caju até ficarem macios e cremosos. Devolva à panela e continue cozinhando por 10 minutos com a couve.

Sopa de shitake com agrião*

Rendimento: 4 porções

2 talos de alho-poró (só a parte branca) cortados no comprimento e em rodelas de 1,5cm
3 cenouras médias sem casca picadas
3 dentes de alho picados
3 xícaras (de chá) de cogumelos shitake fatiados
6 xícaras (de chá) de caldo de legumes sem sal ou com baixo teor de sódio
3 xícaras (de chá) de feijão-branco cozido
5 xícaras (de chá) de agrião sem os talos
1 colher (de chá) de ervas diversas
Pimenta-do-reino a gosto

Aqueça ⅛ de xícara (de chá) de água em um caldeirão. Acrescente o alho-poró, as cenouras e o alho, e cozinhe por cerca de 3 minutos, até ficarem macios. Junte os cogumelos e cozinhe por mais 3 minutos, até os cogumelos liberarem um suco. Adicione o caldo de legumes, o feijão, o agrião e as ervas diversas e cozinhe por 15 minutos. Bata metade da sopa no processador ou no liquidificador, até obter uma mistura homogênea. Devolva a sopa à panela e misture. Adicione pimenta-do-reino a gosto.

* *Opção não vegana:* Você pode acrescentar 120g de carne vermelha ou de frango à sopa. Quando estiver cozida, retire-a, desfie-as e recoloque na sopa.

Bisque de tomate

Rendimento: 4 porções

3 xícaras (de chá) de suco de cenoura
680 g de tomates frescos picados (ou 1 lata de tomate pelados sem sal ou com baixo teor de sódio)
¼ de xícara (de chá) de tomates desidratados picados
2 talos de salsão picados
1 cebola pequena picada

1 alho-poró cortado no sentido do comprimento e picado
1 chalota grande picada
3 dentes de alho picados
2 colheres (de sopa) de MatoZest do dr. Fuhrman (ou outro tempero sem sal com tomate desidratado a gosto)
1 colher (de chá) de tomilho seco triturado
1 folha de louro
½ xícara (de chá) de castanhas-de-caju (ou ¼ de xícara (de chá) de pasta de castanha-de-caju)
¼ de xícara (de chá) de manjericão fresco picado
150g de espinafre baby

Em uma panela grande, coloque todos os ingredientes, menos as castanhas-de-caju, o manjericão e o espinafre. Cozinhe por 30 minutos. Retire a folha de louro. Retire cerca de 2 xícaras (de chá) de vegetais com uma concha e reserve. Bata o que restar da sopa junto com as castanhas-de-caju no processador ou liquidificador, até obter uma mistura homogênea. Transfira a sopa e os legumes reservados para a panela. Misture o manjericão e o espinafre e continue cozinhando por mais alguns minutos, até o espinafre ficar macio.

PRATOS PRINCIPAIS

Supremo de abóbora-japonesa

Rendimento: 2 porções

1 abóbora-japonesa grande
4 colheres (de sopa) de damascos secos em cubinhos macerados até ficarem macios
1½ xícara (de chá) de abacaxi cortado em cubos
2 colheres (de sopa) de uvas-passas
2 colheres (de sopa) de castanhas-de-caju picadas
Canela em pó

Abra a abóbora ao meio, retire as sementes e coloque as duas partes cortadas viradas para baixo em uma assadeira com 1cm de água. Asse por 30 minutos a 180°C.

Enquanto isso, misture os damascos, o abacaxi, as uvas-passas e as castanhas-de-caju. Quando a abóbora estiver cozida, vire os pedaços para cima e coloque a mistura de damascos e frutas dentro delas. Devolva a abóbora à assadeira e cubra com papel-alumínio. Asse por mais 30 minutos. Salpique com canela e leve ao forno por mais 5 minutos.

Espinafre americano com cogumelos

Rendimento: 4 porções

2 cebolas médias picadas
1 colher (de chá) de azeite de oliva
6 xícaras (de chá) de cogumelos shitake picados
1 colher (de chá) de levedura nutricional
6 colheres (de sopa) de VegiZest do dr. Fuhrman (ou outro tempero sem sal, a gosto)
600 g de espinafre fresco

Salteie as cebolas em ⅓ de xícara (de chá) de água misturada com a colher (de chá) de azeite de oliva por 5 minutos. Acrescente os cogumelos, a levedura nutricional e o VegiZest; cozinhe, mexendo sem parar, por mais 5 minutos, até os cogumelos ficarem macios. Misture o espinafre, cozinhe por 2 minutos e tampe. Desligue o fogo e deixe a sopa descansar por mais 5 minutos, até o espinafre murchar.

Enchiladas de feijão

Rendimento: 6 porções

1 pimentão verde médio sem sementes picado
½ xícara (de chá) de cebolas fatiadas
1 xícara (de chá) de purê de tomate sem sal ou com baixo teor de sódio
2 xícaras (de chá) de feijão-preto ou carioca
1 xícara (de chá) de milho cozido
1 colher (de sopa) de chili em pó
1 colher (de chá) de cominho em pó

- 1 colher (de chá) de cebola em pó
- ⅛ de colher (de chá) de pimenta-de-caiena (opcional)
- 1 colher (de sopa) de coentro fresco picado
- 6 tortilhas de milho

Refogue o pimentão verde e a cebola em 2 colheres (de sopa) de purê de tomate até ficarem macios. Acrescente o molho de tomate restante, o feijão, o milho, a pimenta em pó, o cominho, a cebola em pó, o coentro e a pimenta-de-caiena (se quiser).

Coloque cerca de ¼ de xícara (de chá) da mistura de feijão em cada tortilha e enrole.

Sirva assim ou asse por 15 minutos no forno aquecido a 180°C.

Hambúrguer vegetariano*

Rendimento: 8 porções

- 1½ xícara (de chá) de flocos de aveia
- 1 xícara (de chá) de nozes moídas
- 1 xícara (de chá) de água
- ¼ de xícara (de chá) de purê de tomate sem sal ou com baixo teor de sódio
- ¼ de xícara (de chá) de MatoZest do dr. Fuhrman (ou outro tempero com tomates desidratados sem sal, a gosto)
- 1 xícara (de chá) de cebola cortada em cubinhos
- 3 dentes de alho picados
- 6 xícaras (de chá) de cogumelos picados
- 2 colheres (de chá) de manjericão desidratado
- ½ colher (de chá) de orégano desidratado
- 2 colheres (de sopa) de salsinha fresca picada
- ⅔ de xícara (de chá) de espinafre picado
- Pimenta-do-reino moída na hora a gosto

Preaqueça o forno a 170°C. Em uma panelinha, misture a água, o purê de tomate e o MatoZest. Aqueça em fogo médio-alto até ferver. Desligue o fogo e acrescente a aveia e as nozes moídas. Mexa bem e reserve.

Refogue a cebola e o alho na água, até a cebola ficar transparente. Em seguida, acrescente os cogumelos e mais água, se necessário. Abafe e cozinhe por mais 5 minutos, até os cogumelos ficarem macios.

Em uma tigela grande, misture bem as cebolas e os cogumelos refogados e a mistura de aveia/nozes, as ervas desidratadas, a salsa e o espinhafre. Com as mãos molhadas, molde 16 hambúrgueres e asse-os por 15 minutos em uma assadeira levemente untada. Vire os hambúrgueres e asse do outro lado por mais 15 minutos. Sirva em pão integral de hambúrguer ou em pão sírio integral aberto. Acompanhe com cebola em cubinhos, ketchup sem sal ou com baixo teor de sódio e alface em tirinhas.

** Opção não vegana*: Para dar um sabor diferente, você pode acrescentar 240g de peito de peru à mistura antes de moldar os hambúrgueres.

Trouxinhas de alface com feijão-preto

Rendimento: 4 porções

2 xícaras (de chá) de feijão-preto cozido
½ abacate grande e maduro
½ pimentão verde médio sem sementes picado
3 cebolinhas picadas
⅓ de xícara (de chá) de coentro fresco picado
⅓ de xícara (de chá) de um molho de sua preferência sem sal ou com baixo teor de sódio
2 colheres (de sopa) de suco fresco de limão
1 dente de alho picado
1 colher (de chá) de cominho em pó
8 folhas grandes de alface-romana

Em uma tigela, amasse o feijão-preto e o abacate com um garfo até ficarem bem misturados, com alguns pedaços no meio. Acrescente todos os outros ingredientes, menos a alface, e misture.

Coloque aproximadamente ¼ de xícara (de chá) da mistura no meio de cada folha de alface e enrole-a como se fosse um burrito.

Couve-manteiga refogada com abóbora e sementes de abóbora

Rendimento: 6 porções

2 maços de couve-manteiga picados, sem o talo e as partes duras
1 abóbora-cheirosa sem sementes e sem casca cortada em cubos
2 cebolas roxas médias grosseiramente picadas
6 dentes de alho fatiados
2 colheres (de sopa) de VegiZest do dr. Fuhrman (ou outro tempero sem sal, a gosto)
⅔ de xícara (de chá) de água
3 colheres (de sopa) de vinagre de figo do dr. Fuhrman (ou vinagre balsâmico)
1 xícara (de chá) de sementes de abóbora ou de girassol levemente tostadas

Coloque a couve-manteiga, a abóbora, a cebola, o alho e o VegiZest em uma panela grande com água. Tampe e cozinhe em fogo baixo por 20 minutos, até a couve e a abóbora ficarem macias. Acrescente o vinagre e misture. Sirva salpicado com sementes de abóbora ou de girassol levemente tostadas.

Observação: Torre as sementes por 4 minutos no forno aquecido a 150 °C, até ficarem levemente tostadas.

Couve-de-bruxelas refogada

Rendimento: 3 porções

6 xícaras (de chá) de couve-de-bruxelas
¼ de xícara (de chá) de tofu macio
2 colheres (de sopa) de suco de limão
2 tâmaras picadas
1 dente de alho picado
1 colher (de sopa) de VegiZest do dr. Fuhrman (ou outro tempero sem sal, a gosto)
½ xícara (de chá) de salsinha fresca picada
½ xícara (de chá) de leite de soja

Corte 3 xícaras (de chá) das couves-de-bruxelas ao meio; deixe a outra metade intacta. Cozinhe por 8 minutos no vapor, até amaciar. Misture o tofu, o suco de limão, as tâmaras, o alho, o VegiZet, metade da salsinha e o leite de soja e espalhe sobre a couve-de-bruxelas. Salpique a salsinha restante por cima.

Crucífero cremoso ao curry*

Rendimento: 4 porções

2 cebolas em cubinhos
4 dentes de alho picados
3 cenouras em cubinhos
3 mandioquinhas em cubinhos
2 xícaras (de chá) de leite de soja
1 couve-flor cortada em floretes
2 xícaras (de chá) de cogumelos fatiados
1 colher (de sopa) de curry em pó
1 colher (de chá) de cúrcuma
1 colher (de chá) de cominho
2 xícaras (de chá) de grão-de-bico cozido
1 maço de couve-manteiga picado sem os talos
1 xícara (de chá) de ervilhas
½ xícara (de chá) de castanhas-de-caju picadas

Em uma panela grande refogue a cebola, o alho, a cenoura e a mandioquinha em um pouco de água, até as cebolas ficarem transparentes (cerca de 5 minutos). Acrescente o leite de soja, a couve-flor, os cogumelos, o curry, a cúrcuma e o cominho, e cozinhe por 10 minutos, com tampa, em fogo médio-baixo. Junte a couve-manteiga, as ervilhas e o grão-de-bico e continue a cozinhar, com tampa, por mais 15 minutos, até os legumes ficarem macios. Salpique castanhas-de--caju por cima de cada porção.

* *Opção não vegana:* Você pode acrescentar 170g de frango ou peru em cubos no primeiro estágio da receita.

Ratatouille com cogumelos crimini

Rendimento: 2 porções

1 cebola média em fatias finas
2 dentes de alho picados
2 tomates grandes picados ou 1 lata de tomates pelados picados sem sal
1 berinjela média cortada em cubos de 2,5cm
1 abobrinha média cortada em rodelas de 2,5cm
300g de cogumelos crimini ou outros fatiados
1 pimentão vermelho médio em pedaços de 2,5cm
1 colher (de chá) de orégano desidratado
1 colher (de chá) de manjericão desidratado
Pimenta a gosto

Aqueça ⅛ de xícara (de chá) de água em uma panela grande e funda. Refogue a cebola por cerca de 3 minutos, até ficar macia. Acrescente o alho e cozinhe por mais 1 minuto, adicionando mais água, se necessário, para que não queime. Reduza o fogo para moderadamente baixo e acrescente os tomates, a berinjela, a abobrinha, os cogumelos, o pimentão vermelho e os temperos. Tampe e cozinhe por cerca de 1 hora, mexendo às vezes, até os legumes ficarem bem macios. Sirva quente.

Pizza fácil* de legumes

Rendimento: 4 porções

4 pães sírios integrais
2 xícaras (de chá) de purê de tomate sem sal ou com baixo teor de sódio
½ xícara (de chá) de cogumelos shitake picados
½ xícara (de chá) de cebola roxa picada
300g de brócolis picados
½ xícara (de chá) de queijo mussarela vegano

Preaqueça o forno a 100°C. Coloque os pães sírios em duas assadeiras e aqueça por 10 minutos. Retire do forno e espalhe o molho de tomate por cima. Salpique de modo homogêneo com os cogumelos, as cebolas e o brócolis. Adicione um pouco de queijo. Asse por 30 minutos.

* *Opção não vegana*: Você pode trocar a mussarela vegana pela comum, mas, nesse caso, use uma quantidade menor. Se preferir, use uma mistura das duas.

Ensopado de feijão com pimenta-verde

Rendimento: 6 porções

3 xícaras (de chá) de tomates-cereja picados
500g de brócolis picado
300g de cebolas picadas
2½ xícaras (de chá) de milho-verde
½ xícara (de chá) de gojis
2 abobrinhas grandes picadas
120g de pimenta-verde
4 colheres (de chá) de chili em pó, ou a gosto
2 colheres (de chá) de cominho
3 dentes de alho amassados
1½ xícara (de chá) de feijão-carioca cozido
1½ xícara (de chá) de feijão-preto cozido
1½ xícara (de chá) de feijão-azuqui cozido

Cozinhe todos os ingredientes, menos os feijões pré-cozidos, por 20 minutos. Acrescente os feijões e aqueça.

Salada verde marroquina

Rendimento: 4 porções

1 colher (de sopa) de alho amassado
1½ xícara (de chá) de cebola picada
2 xícaras (de chá) de cogumelos fatiados
1 pimentão vermelho sem sementes picado
1 colher (de sopa) de coentro moído
1 colher (de sopa) de canela em pó

1 colher (de sopa) de cominho em pó
1 colher (de chá) de pimenta vermelha amassada
2 xícaras (de chá) de tomates assados sem sal
4 xícaras (de chá) de folhas de mostarda sem talos picadas
4 xícaras (de chá) de couve-manteiga sem talos picada
¼ de xícara (de chá) de groselhas-pretas

Em uma panela grande, aqueça 2 colheres (de sopa) de água em fogo médio-alto e refogue o alho e a cebola. Cozinhe, mexendo sem parar, por 5 minutos. Acrescente os cogumelos, o pimentão vermelho e um pouco mais de água, se necessário. Cozinhe e mexa por mais 5 minutos. Junte os ingredientes restantes e cozinhe com a panela tampada em fogo médio-baixo por 10 minutos, até as verduras ficarem macias.

Ensopado de lentilhas delicioso da Lisa

Rendimento: 4 porções

2 xícaras (de chá) de lentilhas
6 xícaras (de chá) de água
½ cebola média bem picada
1 colher (de chá) de manjericão desidratado
⅛ de colher (de chá) de pimenta-do-reino
3 tomates grandes e maduros picados
1 talo de salsão picado

Coloque as lentilhas, a água, a cebola, a pimenta e o manjericão em uma panela e cozinhe por 30 minutos. Acrescente o tomate e o salsão e cozinhe por mais 15 minutos, até as lentilhas ficarem tenras.

Estrogonofe poderoso de cogumelos* com macarrão integral

Rendimento: 4 porções

2 xícaras (de chá) de cogumelos desidratados, como shitake e/ou portobello
2 cebolas picadas
1 colher (de sopa) de alho picado
4 xícaras (de chá) de cogumelos frescos
2 colheres (de chá) de tempero para frango

2 xícaras (de chá) de água
½ xícara (de chá) de xerez ou mirin
1 colher (de sopa) de VegiZest do dr. Fuhrman (ou outro tempero sem sal, a gosto)
1½ xícara (de chá) de ervilhas
8 xícaras (de chá) de rúcula picada
230g de macarrão fusili integral

Para o molho:

1 couve-flor grande cortada em floretes
4 xícaras (de chá) de leite de soja
2 xícaras (de chá) de feijão-branco cozido
1 colher (de sopa) de tahine ou sementes de gergelim
1 colher (de chá) de um tempero de sua preferência sem sal
1 colher (de sopa) de cebola em pó
1 colher (de sopa) de levedura nutricional

Hidrate os cogumelos e reserve a água. Refogue o alho e a cebola em um pouco de água por 5 minutos. Acrescente os cogumelos frescos e o tempero para frango e deixe por mais 5 minutos. Junte os cogumelos agora hidratados e a água da demolha. Cozinhe até ficarem macios. Acrescente o xerez, o tempero, as ervilhas e a rúcula, e cozinhe por mais 10 minutos.

Para preparar o molho, coloque a couve-flor e o leite de soja em uma panela e ferva sem tampa. Diminua o fogo, tampe e cozinhe em fogo baixo por 15 minutos, até a couve-flor ficar tenra. Adicione os outros ingredientes e bata com o míxer até ficar homogêneo. Acrescente o molho de couve-flor à mistura de cogumelos e misture bem.

Enquanto isso, cozinhe o macarrão, seguindo as instruções da embalagem. Escorra e reserve 1 xícara (de chá) da água do cozimento. Misture o macarrão com o molho de couve-flor e cogumelos, acrescentando a água reservada do cozimento para umedecer, se preciso.

* *Opção não vegana*: Você pode acrescentar à panela de cogumelos 140g a 180g de carne vermelha de boa procedência em cubos, para dar à mistura um sabor mais tradicionalmente húngaro.

Cogumelos portobello com grão-de-bico

Rendimento: 4 porções

1 cebola grande picada
2 dentes de alho picados
2 cogumelos portobello grandes fatiados
½ xícara (de chá) de vinho tinto ou de caldo de legumes com baixo teor de sódio
1 tomate grande picado ou 8 tomates-cereja cortados ao meio
1½ xícara (de chá) de grão-de-bico cozido

Refogue a cebola e o alho em água por 2 minutos, até a cebola ficar transparente. Acrescente os cogumelos e o vinho tinto (ou o caldo) e continue cozinhando por mais 5 minutos, até os cogumelos ficarem macios. Adicione os tomates e o grão-de-bico. Deixe ferver por 5 minutos.

Espaguete primavera de abóbora

Rendimento: 4 porções

1 abóbora-espaguete média
1½ cenoura fatiada em diagonal
½ xícara (de chá) de salsão fatiado em diagonal
3 dentes de alho amassados
1½ xícara (de chá) de repolho em tirinhas
1 abobrinha pequena cortada em cubinhos
1½ xícara (de chá) de feijão-carioca cozido
1½ xícara (de chá) de tomate picado (ou 1 lata de tomates pelados sem sal ou com baixo teor de sódio)
⅓ de xícara (de chá) de suco de maçã
1 colher (de chá) de tomilho desidratado
1 colher (de chá) de salsinha desidratada
1 xícara (de chá) de purê de tomate sem sal ou com baixo teor de sódio
1 alface-romana em tirinhas (opcional)

Corte a abóbora-espaguete ao meio e retire as sementes. Coloque as metades com o lado cortado para baixo numa assadeira com ¼ de xícara (de chá) de água. Asse por 45 minutos no forno a 180°C, até ficarem macias.

Enquanto isso, cozinhe as cenouras e o salsão em 2 colheres (de sopa) de água em uma panela tampada em fogo médio por 10 minutos, mexendo de vez em quando. Acrescente um pouco mais de água, se necessário. Adicione o alho, o repolho e a abobrinha, tampe e cozinhe por mais 10 minutos. Junte os ingredientes restantes, menos o purê de tomate. Tampe e ferva por 10 minutos, até as cenouras ficarem macias.

Quando a abóbora estiver pronta, retire do forno e, com um garfo, raspe fios parecidos com espaguete dentro de uma tigela. Acrescente o purê de tomate e misture bem. Junte os vegetais, o feijão e os temperos à mistura de molho e abóbora e sirva sobre uma camada de alface-romana em tirinhas (se quiser) ou nas cascas de abóbora.

Superpimentões recheados

Rendimento: 3 porções

½ xícara (de chá) de quinua
3 pimentões grandes sem sementes cortados ao meio no sentido do comprimento
3 dentes de alho amassados
1 cebola média picada
1 berinjela média cortada em cubos
1 abobrinha média cortada em cubos
240g de cogumelos cortados em cubinhos
1½ xícara (de chá) de molho de tomate sem sal ou com baixo teor de sódio (ou 1 lata de tomates pelados sem sal ou com baixo teor de sódio)
1 colher (de chá) de orégano desidratado
2 colheres (de sopa) de manjericão fresco (opcional)

Coloque a quinua com 1¼ de xícara (de chá) de água em uma panela, tampe e cozinhe em fogo baixo por 20 minutos. Refogue o alho e a cebola. Acrescente a berinjela, a abobrinha e os cogumelos e cozinhe até a berinjela e a abobrinha começarem a amaciar. Adicione a quinua cozida, o molho de tomate ou os tomates picados e os temperos. Com uma colher, coloque a mistura de vegetais/quinua dentro dos pimentões e asse no forno preaquecido a 180°C por 15 minutos.

Gratinado de acelga e batata-doce*

Rendimento: 6 porções

1 colher (de chá) de gengibre fresco picado
1 cebola pequena picada
½ xícara (de chá) de pimentão verde picado
8 xícaras (de chá) de acelga picada sem o talo
4 batatas-doces médias sem casca em fatias de 0,3cm
240g de tempeh fatiado bem fino
2 xícaras (de chá) de leite de soja
⅛ de colher (de chá) de noz-moscada
⅛ de colher (de chá) de pimenta-do-reino
¼ de xícara (de chá) de mussarela vegana
2 colheres (de sopa) de sementes de linhaça tostadas

Preaqueça o forno a 200°C. Unte uma assadeira com azeite de oliva. Aqueça ⅛ de xícara (de chá) de água em uma panela grande e refogue o gengibre, a cebola e o pimentão verde até ficarem macios. Acrescente a acelga e cozinhe até ficar macia. Disponha ⅓ das batatas na assadeira. Coloque metade do tempeh e metade da mistura de acelga por cima. Coloque mais ⅓ das batatas-doces, seguidas do tempeh e da acelga restantes, finalizando com batata-doce. Misture o leite, a noz-moscada e a pimenta-do-reino e regue a assadeira. Cubra com papel-alumínio e asse por 35 minutos. Retire o alumínio, cubra com a mussarela e asse por mais 15 minutos. Salpique com sementes de linhaça tostadas.

* *Opção não vegana:* Use uma pequena quantidade de mussarela comum no lugar da vegana; de qualquer forma, trata-se de uma quantidade bem pequena por pessoa.

Feijão-branco e abobrinha

Rendimento: 2 porções

3 abobrinhas médias cortadas em pedacinhos
2 dentes de alho amassados
1½ xícara (de chá) de feijão-branco cozido
¼ de xícara (de chá) de vinagre de figo do dr. Fuhrman (ou de vinagre balsâmico)

Refogue a abobrinha e o alho em 2 colheres (de sopa) de água em fogo médio por 5 minutos, até amaciarem. Acrescente o feijão-branco e o vinagre e cozinhe por mais 5 minutos.

Ensopado tailandês da longevidade*

Rendimento: 4 porções

6 dentes de alho picados
2 colheres (de chá) de gengibre ralado
1½ colher (de sopa) de pimenta jalapeño picada
3 xícaras (de chá) de alho-poró picado e cortado no sentido do comprimento
2 xícaras (de chá) de cogumelos fatiados
1 xícara (de chá) de cenoura ralada
1 xícara (de chá) de repolho ralado
2 xícaras (de chá) de ervilha-torta
½ xícara (de chá) de pasta de amendoim sem sal e sem açúcar
1 xícara (de chá) de caldo de legumes sem sal ou com baixo teor de sódio
½ xícara (de chá) de leite de soja
½ xícara (de chá) de coco ralado sem açúcar
Suco de 1 limão
Pimenta vermelha ou pimenta-de-caiena picada a gosto
2 colheres (de sopa) de coentro fresco picado para guarnecer

Em uma panela grande, aqueça 2 colheres (de sopa) de água em fogo médio-alto e adicione o alho, o gengibre, a pimenta, o alho-poró e os cogumelos. Cozinhe, mexendo sempre, por 5 minutos. Acrescente as cenouras, o repolho e a ervilha-torta e um pouco mais de água, se necessário. Cozinhe por mais 5 minutos, até os vegetais ficarem macios.

Em uma tigelinha, misture a pasta de amendoim com um pouco do caldo de legumes para fazer um molho. Junte a mistura de pasta de amendoim, o caldo restante, o leite de soja, o coco e o suco de limão ao assado. Adicione a pimenta, se desejar. Sirva quente, guarnecido com coentro.

* *Opção não vegana:* Você pode acrescentar 180g de camarão ou vieiras picadas à panela.

RECHEIOS PARA PÃO SÍRIO/PITTA

Recheio asteca

Rendimento: 2 porções

2 xícaras (de chá) de couve-manteiga picada
¼ de xícara (de chá) de um molho de sua preferência com baixo teor de sódio
¼ de xícara (de chá) de pasta de amêndoas
¼ de xícara (de chá) de coentro fresco picado
1 colher (de chá) de cominho moído
1 colher (de chá) de pimenta em pó

Em uma tigela, misture tudo. Sirva como recheio para pão sírio ou pitta integral.

Recheio italiano*

Rendimento: 2 porções

¼ de xícara (de chá) de tomate desidratado picado sem sal
2 xícaras (de chá) de alface picada
¼ de xícara (de chá) de salsinha picada
½ xícara (de chá) de nozes moídas
1 colher (de chá) de tempero italiano sem sal
1½ colher (de sopa) de purê de tomate sem sal ou com baixo teor de sódio
Uma pitada de alho em pó

Hidrate o tomate até ficar macio. Em uma tigela, misture tudo. Sirva como recheio para pão sírio ou pitta integral.

* *Opção não vegana:* Acrescente de 30 a 60g de frango ou peru assado, desfiado ou picado para cada pão.

Recheio Mumbai

Rendimento: 2 porções

- 2 xícaras (de chá) de repolho picado
- ¼ de xícara (de chá) de manga desidratada cortada em cubos
- ¼ de xícara (de chá) de pasta de amêndoas
- 1 colher (de chá) de curry em pó
- 2 colheres (de sopa) de suco de laranja fresco

Em uma tigela, misture tudo. Sirva como recheio para pão sírio ou pitta integral.

SOBREMESAS

Tortinhas de maçã com morango

Rendimento: 12 unidades

- 2 xícaras (de chá) de maçãs desidratadas
- 1½ xícara (de chá) de leite de soja ou de amêndoas sem açúcar
- 1 copo de morangos frescos (ou 1 pacote de morangos congelados)
- ½ xícara (de chá) de nozes-pecãs
- ½ xícara (de chá) de castanha-do-pará
- 1 xícara (de chá) de espinafre baby
- ¼ de xícara (de chá) de coco ralado sem açúcar
- ½ colher (de sopa) de canela em pó
- ¼ de colher (de chá) de noz-moscada
- 6 tâmaras picadas
- Coco ralado sem açúcar para guarnecer

Deixe as maçãs de molho em leite de soja por pelo menos 1 hora. Coloque no liquidificador as maçãs hidratadas, o leite de soja e os morangos com os outros ingredientes, exceto o coco, e bata em velocidade alta, até virarem um creme. Adicione um pouco mais de leite de soja, se necessário. Coloque em forminhas de muffins ou fôrmas pequenas que possam ir ao forno e asse-as por 20 minutos a 150°C. Corte ao meio os morangos restantes, coloque-os em cima de cada forminha e salpique com coco. Leve à geladeira antes de servir.

Gelatina de frutas vermelhas

Rendimento: 2 porções

2 xícaras (de chá) de suco de damasco sem açúcar
3 colheres (de chá) de ágar-ágar em flocos
2 xícaras (de chá) de frutas vermelhas, frescas ou congeladas, picadas
1 colher (de chá) de essência de baunilha

Deixe o ágar-ágar imerso no suco de damasco de um dia para o outro. Coloque a mistura de suco de damasco/ágar em uma panelinha e deixe ferver em fogo médio-alto. Reduza o fogo e cozinhe por mais 20 minutos. Misture as frutas vermelhas e a baunilha. Divida em duas porções e deixe esfriar antes de servir.

Brownies de feijão-preto

Rendimento: 16 pedaços

2 xícaras (de chá) de feijão-preto cozido
10 tâmaras
2½ colheres (de sopa) de pasta de amêndoas
1 colher (de chá) de essência de baunilha
½ xícara (de chá) de cacau em pó
1 colher (de sopa) de sementes de chia moídas

Bata o feijão-preto, as tâmaras, a pasta de amêndoas e a baunilha no processador ou no liquidificador em velocidade alta até ficar homogêneo. Acrescente os ingredientes restantes e bata de novo. Despeje em uma assadeira pequena untada. Asse/desidrate a 100°C por 1h30.

Espere esfriar antes de cortar em quadradinhos. Conserve em um recipiente com tampa dentro da geladeira por até 1 semana.

Sorbet de cerejas pretas

Rendimento: 3 porções

3 xícaras (de chá) de cerejas pretas congeladas
1 xícara (de chá) de leite de soja
1 banana congelada madura
½ xícara (de chá) de nozes
3 tâmaras picadas

Bata todos os ingredientes no liquidificador em velocidade alta e sirva.

Observação: Congele a banana sem a casca em um saco plástico com pelo menos 24 horas de antecedência.

Cookies de chia

Rendimento: 20 cookies

2 xícaras (de chá) de flocos de aveia
½ xícara (de chá) de coco seco ralado sem açúcar
1½ xícara (de chá) de uvas-passas
2 colheres (de sopa) de pasta de amêndoas
½ xícara (de chá) de água
1 colher (de sopa) de sementes de chia moídas
1 colher (de sopa) de sementes de chia inteiras
1 colher (de chá) de canela em pó
¾ de xícara (de chá) de purê de maçã sem açúcar
1 colher (de chá) de essência de baunilha

Deixe cerca de metade das passas de molho em ½ xícara (de chá) de água por 1 hora ou mais. Coloque a pasta de amêndoas, as passas hidratadas, o purê de maçã e a baunilha no processador ou no liquidificador e bata em velocidade alta até a mistura ficar homogênea; adicione os demais ingredientes e misture bem.

Forme cookies e disponha-os em uma assadeira untada ou coberta com papel-manteiga. Asse em forno muito baixo, em torno de 100 °C, de 1h30 a 2 horas.

Calda de chocolate com frutas vermelhas

Rendimento: 4 porções

2 xícaras (de chá) de espinafre baby
1½ xícara (de chá) de leite de soja
1 xícara (de chá) de mirtilos congelados
1 xícara (de chá) de tâmaras picadas
⅔ de xícara (de chá) de amêndoas
2½ colheres (de sopa) de cacau em pó sem açúcar
½ colher (de chá) de essência de baunilha
4 colheres (de sopa) de gojis

Bata todos os ingredientes no liquidificador até formar uma pasta cremosa e homogênea.

Sirva como creme para frutas frescas.

Sorbet crocante de mirtilos com nozes

Rendimento: 2 porções

1¼ de xícara (de chá) de leite de soja (1 xícara (de chá) para um sorbet mais denso ou 1½ xícaras de chá para um sorbet menos denso)
3 xícaras (de chá) de mirtilos congelados, divididos ao meio
2 bananas congeladas (uma inteira e outra picada)
2 xícaras (de chá) de nozes picadas, divididas em duas partes
1 colher (de sopa) de sementes de linhaça moídas

Bata no liquidificador o leite de soja, 2 xícaras de mirtilos congelados, a banana inteira e 1 xícara de nozes. Despeje em uma tigela gelada e adicione a banana cortada e as nozes. Misture e sirva com as sementes de linhaça moídas salpicadas.

Observação: Congele as bananas sem casca em um saco plástico com pelo menos 24 horas de antecedência.

Torta cremosa de cenoura com coco

Rendimento: 8 porções

Para o recheio

½ xícara (de chá) de vinho moscatel ou outro vinho doce para sobremesas
3 maçãs raladas
1 xícara (de chá) de maçã desidratada picada
⅓ de xícara (de chá) de uvas-passas
⅓ de xícara (de chá) de damasco seco picado
¼ de xícara (de chá) de nozes
1½ xícara (de chá) de cenoura ralada
½ xícara (de chá) de abobrinha ralada
½ xícara (de chá) de beterraba ralada
½ xícara (de chá) de coco ralado sem açúcar
¾ de colher (de chá) de canela em pó
¼ de colher (de chá) de noz-moscada ralada

Para a massa da torta

¼ de xícara (de chá) de água
1 xícara (de chá) de amêndoas
1 xícara (de chá) de tâmaras picadas
2 colheres (de sopa) de sementes de chia
⅓ de xícara (de chá) de aveia (moída no processador)

Para a cobertura

1⅓ de xícara (de chá) de macadâmias
1 xícara (de chá) de leite de soja
⅔ de xícara (de chá) de tâmaras picadas
1 colher (de chá) de essência de baunilha

Para o recheio, deixe as maçãs desidratadas e os damascos macerarem no vinho de um dia para outro (ou ao menos por 1 hora) na geladeira. Bata as maçãs raladas, as passas e as nozes no processador ou liquidificador e acrescente a mistura de frutas/vinho; processe até misturar bem. Acrescente o coco, a canela e a noz-moscada e misture com as mãos a cenoura ralada, a abobrinha e a beterraba.

Para a massa da torta, coloque 2 colheres (de sopa) de sementes de chia de molho em ¼ de xícara (de chá) de água e deixe pelo menos por 15 minutos. Bata no processador até virar uma pasta e reserve. Em seguida, bata as amêndoas no processador até ficarem bem finas e reserve. Processe a aveia até virar uma farinha, acrescente as amêndoas, bata até misturar bem e adicione tâmaras e a pasta de sementes de chia. Pulse para misturar. Disponha a massa em uma assadeira pressionando-a com os dedos para formar uma casca.

Para a cobertura, bata no liquidificador as macadâmias, o leite de soja, as tâmaras e a essência de baunilha até a mistura ficar homogênea e cremosa.

Trufas deliciosas

Rendimento: 30 a 40 trufas

1½ xícara (de chá) de castanhas-de-caju
1 xícara (de chá) de amêndoas
1 maçã golden média sem casca nem sementes fatiada
1 colher (de chá) de sementes de chia moídas
8 damascos secos picados
Canela ou coco ralado sem açúcar e cacau em pó (para cobrir)

Triture as castanhas e as amêndoas até formar um pó; adicione as fatias de maçã, as sementes de chia moídas e o damasco seco e misture de novo. Para fazer trufas, molde a mistura em bolinhas e passe-as na canela ou em uma mistura de coco e cacau.

Bolo de chocolate saudável

Rendimento: 12 pedaços

Para o bolo

1⅔ de xícaras (de chá) de farinha de trigo integral
1 colher (de chá) de fermento em pó
3 colheres (de sopa) de bicarbonato de sódio
3½ xícaras (de chá) de tâmaras cortadas ao meio

1 xícara (de chá) de pedaços de abacaxi
1 banana
1 xícara (de chá) de purê de maçã sem açúcar
1 xícara (de chá) de beterraba ralada
¾ de xícara (de chá) de cenoura ralada
½ xícara (de chá) de abobrinha ralada
3 colheres (de sopa) de cacau em pó
½ xícara (de chá) de groselhas-pretas
1 xícara (de chá) de nozes picadas
1½ copo de água
2 colheres (de chá) de essência de baunilha

Para a cobertura de chocolate

1 xícara (de chá) de macadâmias e/ou castanhas-de-caju
1 xícara (de chá) de leite de soja ou de amêndoas sem açúcar
⅔ de xícara (de chá) de tâmaras picadas
⅓ de xícara (de chá) de castanhas-do-pará ou avelãs
2 colheres (de sopa) de cacau em pó
1 colher (de chá) de essência de baunilha

Preaqueça o forno a 180°C. Misture a farinha, o fermento em pó e o bicarbonato de sódio em uma tigelinha e reserve. No liquidificador ou processador, bata 3 xícaras (de chá) de tâmaras, o abacaxi, a banana e o purê de maçã. Fatie a ½ xícara de tâmara restante em pedaços de 0,5cm. Em uma tigela grande, misture as tâmaras fatiadas, a beterraba, a cenoura, a abobrinha, o cacau em pó, as uvas-passas, as nozes, a água, a essência de baunilha e a mistura de farinha. Misture bem. Espalhe em uma assadeira antiaderente de aproximadamente 30 x 20cm.

Leve ao forno por 1 hora ou até que, ao espetar um palito, ele saia limpo.

Para a cobertura, bata todos os ingredientes da cobertura no liquidificador até obter um creme homogêneo e cremoso. Espalhe sobre o bolo frio.

Torta de maçã com mirtilos

Rendimento: 8 porções

Para a massa

1 xícara (de chá) de amêndoas
1 colher (de chá) de sementes de chia moídas
1 xícara (de chá) de tâmaras picadas
2 colheres (de chá) de água

Para o recheio da torta

½ xícara (de chá) de água
½ xícara (de chá) de tâmaras picadas
1 maçã sem casca e sem sementes picada
2 colheres (de chá) de sementes de chia moídas
1 xícara (de chá) de mirtilos
4 maçãs médias sem casca e sem sementes fatiadas
1 colher (de sopa) de canela em pó
½ xícara (de chá) de uvas-passas

Para fazer a massa, bata as amêndoas e 1 colher de sementes de chia no processador. Pulse até ficarem bem moídas. Adicione as tâmaras e a água e processe até a mistura virar uma bola. Pressione a mistura em uma assadeira untada para formar uma crosta fina. Preaqueça a massa por 5 minutos no forno aquecido a 130°C.

Para fazer o recheio, bata a água, as tâmaras, a maçã e as sementes de chia no processador até a mistura ficar homogênea. Em uma tigela grande, misture a pasta de tâmaras com os mirtilos, as fatias de maçã, a canela e as passas. Misture bem. Coloque esse recheio na massa da torta e asse por 1h30 no forno aquecido a 100°C. Deixe esfriar antes de fatiar e servir.

AGRADECIMENTOS

Gostaria de agradecer à minha competente equipe de profissionais: a Linda Popescu, R.D., que me ajuda com cálculos nutricionais e receitas muito nutritivas; a Deana Ferrari, Ph.D. e pesquisadora que trabalha comigo analisando pesquisas; ao dr. Jay Benson, que fez horas extras para diminuir minha carga de trabalho, me dando tempo para terminar este livro dentro do prazo; e a Christine Waltermyer, que testou e aprovou as receitas. Também quero agradecer à minha equipe executiva do site DrFuhrman.com — Janice Marra, Dominic Ambrosio e Elijah Lynn —, que trabalham com entusiasmo incansável.

GLOSSÁRIO

Ácido graxos ômega-3: classe de ácidos graxos que reúne o ALA (ácido alfalinolênico) de vegetais, sementes e castanhas e também os ômega-3 de cadeia mais longa, EPA e DHA, que costumam ser encontrados nos óleos de peixe (mas que o corpo pode produzir a partir do ALA). Os ácidos graxos ômega-3 conferem vários benefícios à saúde e são necessários para o bom funcionamento do sistema imunológico, do cérebro e do sistema cardiovascular.

Adenoma: tumor benigno (não canceroso) que se desenvolve no tecido epitelial. Os adenomas podem afetar vários órgãos e, com o tempo, se tornar um tumor maligno (canceroso).

Aminoácido: classe de moléculas feitas de nitrogênio, carbono e oxigênio. Base das proteínas, são essenciais ao metabolismo. Existem vinte aminoácidos na natureza, e o corpo humano produz onze deles; os outros nove devem ser obtidos dos alimentos.

Anemia: condição na qual o corpo não produz glóbulos vermelhos saudáveis em quantidade suficiente. Os glóbulos vermelhos levam oxigênio aos tecidos do organismo.

Angiogênese: crescimento de novos vasos sanguíneos a partir de vasos sanguíneos preexistentes. É um processo normal no crescimento e desenvolvimento, assim com na cicatrização de feridas; no entanto, também é um passo fundamental na transição de tumores do estado benigno para o maligno (canceroso).

Antígeno: qualquer substância que faça o sistema imunológico produzir anticorpos contra ele. Os antígenos podem ser substâncias estranhas presentes no ambiente (substâncias químicas, bactérias, vírus ou pólen) ou podem se formar dentro do organismo.

Antimicrobiano: substância que inibe o crescimento de micro-organismos. Uma classe de drogas conhecida como antimicrobianos é formada por antibióticos, antifúngicos e antivirais.

Antioxidante: substância que protege as células contra os efeitos prejudiciais dos radicais livres, neutralizando-os ou estabilizando-os. Os antioxidantes são encontrados em frutas, legumes, castanhas e grãos.

Apoptose: processo de morte celular na qual uma célula passa por autodestruição. É a maneira que o organismo tem de se desfazer de células danificadas ou desnecessárias.

Aterosclerose: condição pela qual o material adiposo se acumula nas paredes das artérias, formando uma placa grossa e endurecida. Essa placa reduz o fluxo sanguíneo para o coração e pode causar dores no peito, ataques cardíacos ou derrames.

Bacteremia: presença de bactérias no sangue. Costuma levar ao choque séptico e pode ser fatal.

Beribéri: doença causada pela falta de tiamina (vitamina B_1) no organismo. O beribéri pode afetar o sistema cardiovascular ou o sistema nervoso e é fatal, se não for tratado. Essa doença pode ser prevenida com uma dieta que contenha B_1, rica em vegetais, castanhas e grãos.

Bócio: condição resultante da falta de iodo na dieta. O bócio faz a glândula tireoide aumentar, levando a um inchaço visível na frente do pescoço.

Carcinógeno: agente que causa câncer. Entre os carcinógenos conhecidos, estão asbestos, arsênico e fumaça de cigarro. Nos alimentos, os carcinógenos podem ser encontrados em pesticidas ou em embalagens plásticas. Os carcinógenos também podem se formar durante o processo de cozimento dos alimentos a altas temperaturas, como alimentos grelhados, assados ou fritos.

Carotenoides: elementos químicos produzidos de modo natural e com propriedades nutritivas que existem no pigmento que dá cor a frutas e legumes. Atuam como antioxidantes e podem ser transformados em vitaminas essenciais pelo organismo.

Células B: linfócitos (glóbulos brancos) que desempenham importante papel na defesa do sistema imunológico contra os micróbios. As principais funções das células B são: criar anticorpos contra antígenos, desempenhar o papel de células que detectam antígenos e, em determinado momento, se desenvolverem em células de memória B depois da ativação pela interação com o antígeno. As células B são um componente essencial do sistema imunológico adaptativo.

Células cancerígenas: células que perderam a capacidade de se dividir de modo *controlado*, o que leva a uma divisão e a um crescimento celular rápidos ou desequilibrados, ou seja, ao desenvolvimento de tumores. Um tumor maligno (ou canceroso) é formado por uma população de células cancerosas que se dividem rapidamente e que podem acabar migrando para outras partes do corpo.

Células dendríticas: tipo especial de célula que é um regulador-chave do sistema imunológico. Essas células capturam materiais estranhos, que posteriormente são destruídos por outras células imunes.

Células exterminadoras naturais (NK): tipo de linfócitos (glóbulos brancos) componentes do sistema imunológico. As células NK desempenham papel importante na defesa contra as células anormais (displásicas), que poderiam se tornar tumores e câncer e também contra as células infectadas por vírus. Essas células distinguem as células infectadas e tumores das células normais e não afetadas, reconhecendo os níveis de mudança de uma molécula de superfície chamada MHC (complexo principal de histocompatibilidade). As células NK ativadas liberam grânulos citotóxicos (que matam as células), que, então, destroem as células anormais.

Células exterminadoras naturais T (NKT): subconjunto ou tipo de células T que têm marcadores moleculares de células exterminadoras (NK) em sua superfície. Não devem ser confundidas com as células NK, porque essas compartilham propriedades tanto das células T quanto das NK. Elas produzem interferon e outras moléculas quimioatraentes que ativam uma reação imune.

Células T ou linfócitos T: tipo de glóbulos brancos que desempenham papel fundamental na imunidade mediada pelas células. A abreviatura T, em células T, significa "timo", o principal órgão responsável pela maturação das células T. Diversos subgrupos diferentes de células T foram descobertos, cada um com uma função distinta. Entre eles estão as células de memória T, responsáveis pela memória imune a antígenos e infecções anteriores, as células citotóxicas T, responsáveis por matar vírus e células anormais, além das células de auxílio e supressoras que controlam a reação imune, sinalizando a produção de células B e macrófagos.

Cretinismo: condição criada por deficiência de iodo ou hormônio da tireoide durante o desenvolvimento pré-natal. A condição é caracterizada por nanismo ou retardo mental.

Desintoxicação: esforço do corpo para reduzir a carga tóxica transformando os agentes irritadores em uma forma menos prejudicial, que pode ser rapidamente eliminada; ou esforço do corpo para forçar a expulsão de tais substâncias por meio de canais de eliminação, como muco, urina ou pele.

DHA (ácido docosa-hexaenoico): ácido graxo ômega-3 importante para o funcionamento normal do cérebro e para o desenvolvimento do sistema nervoso. O corpo pode produzir DHA a partir do ácido alfa-linolênico (ALA), encontrado em sementes e vegetais, ou obtê-lo diretamente de certos peixes, de suplementos derivado de algas, ou de suplementos de óleo de peixe.

Dieta padrão norte-americana: hábito alimentar de muitas pessoas de países desenvolvidos, principalmente dos Estados Unidos. É caracterizada pela alta ingestão de produtos de origem animal, doces, óleos, alimentos ricos em gordura e alimentos processados. Está fortemente associada às doenças cardíacas e a certos tipos de câncer.

Displasia cervical: mudanças anormais nas células da superfície do colo do útero, parte inferior do útero (ventre), que se abre sobre o alto da vagina. Apesar de essas mudanças celulares não constituírem câncer, podem causar câncer do colo do útero se não forem tratadas ou removidas.

Doença aguda: doença com início ab-rupto e, normalmente, de curta duração.

Doença crônica: doença caracterizada pela longa duração e, normalmente, progressão lenta.

Doença de Crohn: condição caracterizada por inflamação do trato digestivo. Essa doença causa dor abdominal ou diarreia, o que pode levar à má nutrição. A causa exata não é conhecida, mas está associada a um problema com o sistema imunológico do corpo.

Enzima: tipo de proteína que aumenta a taxa de reação química, sem ser destruída ou alterada no processo.

EPA (ácido eicosapentaenoico): ácido graxo ômega-3 que tem a capacidade de reduzir a inflamação, inibir o desenvolvimento de câncer e proteger os vasos sanguíneos. O EPA pode ser obtido do peixe, suplementos de óleo de peixe ou de levedura nutricional.

Escorbuto: doença causada pela falta de vitamina C que pode causar fraqueza de modo geral, anemia, problemas na gengiva e hemorragias da pele.

Fenol: composto químico encontrado em produtos derivados das plantas que age como antioxidante.

Fitoestrogênio: grupo de substâncias químicas encontrado em sementes e grãos que pode atuar como o hormônio estrogênio.

Fitoquímicos: diversos micronutrientes recém-descobertos presentes nos alimentos naturais e que têm grande capacidade de maximizar as defesas do organismo contra o desenvolvimento de doenças, protegendo inclusive contra toxinas e carcinógenos.

Flavonoide: composto polifenólico onipresente na natureza. Mais de quatro mil flavonoides foram identificados em frutas e legumes coloridos. São conhecidos por terem propriedades antivirais, antialérgicas, anti-inflamatórias, antitumorais e antioxidantes.

Flexitariano: pessoa que mantém uma dieta, em grande parte, vegetariana, mas que às vezes ingere produtos de origem animal, como carne, frango ou peixe.

Gene: sequência de DNA de proteínas específicas que determina as características de um organismo. A informação armazenada nos genes é passada de geração a geração.

Glucosinolato: classe de fitoquímicos protetores que ocorre naturalmente em vegetais crucíferos (brócolis, repolho, couve, couve-flor etc.) Cerca de 120 glucosinolatos diferentes auxiliam o organismo a eliminar carcinógenos e são responsáveis pelo sabor levemente amargo dos vegetais crucíferos.

Homocisteína: proteína intermediária na síntese do aminoácido cisteína, que aumenta como resultado de certas carências nutricionais (principalmente de vitamina B_{12} ou folatos). O seu aumento tem sido associado à doença arterial coronariana (DAC) e a ataques cardíacos.

Índice de mortalidade: medição do número de mortes em uma população.

Infecção hospitalar: infecção que ocorre como resultado de tratamento em um hospital ou unidade de atendimento médico.

Inibidor de angiogênese: substância que inibe a angiogênese (crescimento de vasos sanguíneos). Todo tumor sólido precisa gerar o crescimento de novos vasos sanguíneos para se alimentar quando atinge determinado tamanho. Assim, um inibidor de angiogênese age, indiretamente, para diminuir ou impedir o desenvolvimento de tumores.

Inibidor de aromatase: substância ou droga que inibe ou torna mais lenta a produção do hormônio estrogênio. Essas drogas costumam ser usadas no tratamento de câncer relacionado ao desequilíbrio de estrógeno, como câncer de mama e de ovário.

Inóculo: conjunto de micróbios ou carga viral que entra no corpo.

Interferon: proteína produzida no corpo em reação à presença de patógenos (vírus, bactérias, parasitas) ou células cancerígenas. Ele permite a comunicação entre as células e aciona as defesas protetoras do sistema imunológico para eliminar patógenos invasores.

Isotiocianatos (ITC): fitoquímicos que contêm enxofre formados pelos glucosinolatos presentes em vegetais crucíferos. Os ITC neutralizam os carcinógenos (substâncias causadoras de câncer), inibem a proliferação ou o crescimento acelerado das células e induzem a morte celular.

Linfócitos: glóbulos brancos responsáveis pela proteção contra doenças virais. Os três principais tipos de linfócitos são as células T, as células B e as células exterminadoras naturais (NK).

Macrófago: grande célula necrófaga que envolve e destrói as bactérias e outros resíduos estranhos. Os macrófagos estão envolvidos na resposta imune e ajudam a destruir bactérias, protozoários e células tumorais. Apresentam antígenos e liberam substâncias que estimulam outras células do sistema imunológico, como os neutrófilos e as células T, a se unirem ao ataque. Como os necrófagos, os macrófagos livram nosso corpo das células envelhecidas e outros resíduos.

Macronutrientes: gorduras, carboidratos e proteínas que fornecem calorias (energia) e são necessárias para o crescimento e funcionamento normais.

Maligno: tendência de um problema de saúde, principalmente um tumor, a se tornar pior de modo progressivo. Rotineiramente, a palavra se refere a um tumor canceroso. Um tumor maligno (câncer) é capaz de se espalhar para os tecidos próximos.

Memória imune: capacidade do sistema imunológico de reconhecer e lidar com um patógeno já conhecido. Se o organismo for reinfectado por um patógeno que já combateu anteriormente, terá uma subpopulação adaptada de células B à mão para oferecer uma resposta secundária rápida e específica. Essa resposta secundária costuma ser tão rápida e eficiente que sequer chegamos a perceber que fomos reinfectados.

Meningite: infecção potencialmente perigosa que afeta o cérebro e a coluna. A meningite bacteriana é uma condição mais séria do que a meningite viral.

Metilação: adição de uma simples molécula de quatro átomos (um átomo de carbono e três átomos de hidrogênio, conhecido como "grupo metil") a uma substância. A adição ou remoção de um grupo metil provoca mudanças no DNA e têm sido associada ao desenvolvimento de câncer.

Micróbio ou micro-organismo: organismo vivo microscópico, como bactérias, fungos, protozoários ou vírus. É discutível se um vírus vive ou não, uma vez que ele não pode se reproduzir fora de um hospedeiro, mas ainda assim é considerado um micróbio.

Micronutrientes: elementos essenciais da dieta, necessários em pequenas quantidades para diversas funções do organismo, mas que não são fontes de calorias. Entre os micronutrientes estão minerais, vitaminas e fitoquímicos.

Mucilagem: substância densa e pegajosa produzida pela maioria das plantas.

Mudança epigenética: mudança intracelular na atividade e na expressão dos genes que não envolve alterações no código genético, mas que ainda assim é transmitida a no mínimo uma geração sucessiva. As mudanças genéticas podem resultar de fatores ambientais ou externos.

Neutrófilo: tipo de glóbulo branco que serve para combater infecções e doenças que atacam o organismo. Os neutrófilos são repletos de pequenos sacos de enzimas que matam e digerem os micro-organismos. Uma quantidade maior de neutrófilos no sangue é algo comum nas infecções bacterianas. Na fase inicial de uma infecção bacteriana, os neutrófilos estão entre os primeiros a reagir, atacando a inflamação, principalmente.

Nutritário: pessoa que tem preferência por alimentos e/ou uma dieta que promove a saúde com alto nível de micronutrientes. Esta palavra foi cunhada pelo dr. Fuhrman.

Oncologista: médico que estuda, diagnostica e trata o câncer.

Osteoartrite: problema comum no qual as articulações do corpo tornam-se rígidas ou doloridas e difíceis de movimentar.

Osteoporose: doença óssea comum na qual os ossos se tornam mais finos e menos densos com o tempo.

Otite média: é normalmente chamada de infecção de ouvido ou inflamação do ouvido médio.

Papilomas laríngeos: tumores epiteliais benignos (não cancerosos) que afetam a laringe e o trato respiratório superior. São causados pela infecção com o papiloma vírus humano (HPV).

Patógeno: agente infeccioso, como o vírus, a bactéria e o fungo, que pode causar doenças.

Pelagra: doença que ocorre quando uma pessoa não recebe niacina suficiente (uma das vitaminas do complexo B) ou tripofano (um aminoácido). A pelagra pode causar demência, diarreia, doenças de pele e até a morte.

Placebo: pílula, medicação ou tratamento inativo usado em estudos como um padrão com o qual o tratamento ativo e experimental é comparado.

Prebióticos: alimentos ou suplementos que estimulam o desenvolvimento de probióticos.

Probióticos: bactérias que ajudam a manter o equilíbrio natural de organismos benéficos (microflora) aos intestinos.

Radicais livres: átomos ou moléculas com número ímpar de elétrons. Os elétrons "sem par" resultantes tornam o radical livre reativo e instável. Uma vez formados, os radicais livres começam uma reação em cadeia que pode prejudicar componentes celulares importantes, como o DNA. Os danos provocados pelos radicais livres podem resultar em diversas doenças e até em câncer.

Raquitismo: doença causada pela falta de vitamina D, cálcio ou fosfato. Qualquer uma dessas deficiências, em especial todas em conjunto, leva ao enfraquecimento dos ossos.

Resíduo endógeno: resíduo que se forma dentro de um organismo, tecido ou célula.

Resíduo exógeno: substância nociva que se origina fora de um organismo, célula ou tecido.

Streptococcus pneumoniae: tipo de bactéria que causa pneumonia, otite média (infecção de ouvido) e meningite bacteriana.

Vasos coronários: vasos sanguíneos que fornecem sangue ao músculo cardíaco.

Virulência: nível potencial que uma espécie de micro-organismo ou vírus tem de causar doenças, conforme indicado por índices de fatalidade e/ou capacidade do invasor de penetrar os tecidos do hospedeiro.

Este livro foi impresso pela umlivro, para a HarperCollins Brasil. O papel do miolo é pólen natural 80g/m², e o da capa é cartão 250g/m².